# Inhaltsverzeichnis

# Einleitung

# 1

## 1.1 Warum braucht es dieses Buch?

In der eigenen psychotherapeutischen, supervisorischen und didaktischen Arbeit im Bereich der Gynäkopsychologie ist uns aufgefallen, dass aus dem medizinischen Fachbereich der Gynäkologie zwar einzelne Übersichtswerke mit psychosomatischer Perspektive vorliegen. Uns fehlt(e) jedoch ein prägnantes, übersichtliches und vor allem praxisorientiertes Buch aus dem psychologischen Fachbereich, das für die psychotherapeutische Arbeit nutzbar ist.

Obwohl die wissenschaftliche Evidenz über den Einfluss weiblicher Geschlechtshormone und gynäkologisch bedingter Zustände auf das individuelle und soziale Befinden, Empfinden und Verhalten breit ist, wird dieser Zusammenhang in der Gesellschaft und auch in der Psychotherapie weiterhin unterschätzt. Zudem dürften auch individuelle Faktoren wie Unsicherheit, fehlende Sensibilisierung oder mangelndes Wissen bei Psychotherapeut:innen dazu führen, dass gynäkologische und hormonelle Zustände zu wenig erfragt, exploriert und in der Behandlung berücksichtigt werden.

Die Mehrheit von Menschen in psychotherapeutischer Behandlung sind Personen mit weiblichen Geschlechtsorganen, davon wiederum befindet sich ein Grossteil in Lebensphasen, die mit bestimmten gynäkopsychologischen Zustands- und Beschwerdebildern assoziiert sein können. Sie wirken auf bereits bestehende psychische (und körperliche) Belastungen ein, indem sie das Risiko für die Entstehung einer psychischen Störung erhöhen, diese aufrechterhalten oder verstärken (Exazerbation), oder aber indem sie gleichzeitig vorliegen (Komorbidität) und das Gesamtbefinden negativ beeinflussen. Für ein umfassendes Fall- und Störungsverständnis, für die Behandlungsplanung und die Umsetzung von spezifischen Interventionen ist das Erkennen und Verstehen von gynäkopsychologischen Vorgängen daher von zentraler Bedeutung.



M. Yamanaka, L. Eisenegger, *Gynäkopsychologie in der psychotherapeutischen Praxis*, Psychotherapie: Therapiegestaltung & Praxismanagement,
https://doi.org/10.1007/978-3-662-72284-8_1

Das Ziel dieses Buches ist zum einen die Sensibilisierung über den Einfluss von Geschlechtshormonen und gynäkologisch bedingter Zustände auf das Befinden, Empfinden und Verhalten. Zum anderen soll dieses praxisorientierte Buch ein unmittelbar anwendbares Hilfsmittel für Psychotherapeut:innen sein, um die gynäkopsychologische Perspektive bei der Entwicklung des individuellen Fallverständnisses, der Therapieplanung und der Implementierung konkreter Interventionen einzunehmen. Mit diesem Buch möchten wir zudem einen Beitrag leisten an die Förderung der geschlechtsspezifischen Perspektive in der Psychotherapie.

## 1.2 An wen richtet sich dieses Buch?

Dieses Buch richtet sich in erster Linie an *psychologische oder psychiatrische Psychotherapeut:innen im ambulanten und stationären Setting.* Es soll eine gezielte und schnelle Informationsbeschaffung im dichten klinischen Alltag ermöglichen, sowie unmittelbar umsetzbare Behandlungsvorschläge liefern. Der Inhalt dürfte aber auch für *weitere Berufsgruppen* interessant sein, die mit gynäkopsychologischen Themen in Berührung kommen und von der biopsychosozialen Perspektive profitieren könnten (z. B. Personen aus dem gynäkologischen, sozialen oder pflegerischen Bereich). Schliesslich eignet sich die prägnante und übersichtliche Vorstellung häufiger gynäkopsychologischer Zustands- und Beschwerdebilder auch für *Betroffene und Angehörige* als Informationsquelle.

## 1.3 Inhaltliche Erläuterungen

**Einführung in die Gynäkopsychologie**

In der Einführung wird der Fachbereich der Gynäkopsychologie umgrenzt und dessen Relevanz in der Psychotherapie beschrieben (Kap. 2). Die kurz und knapp gehaltenen gynäkologischen Grundlagen über den Menstruationszyklus, die hormonelle Entwicklung über den Lebensverlauf hinweg und über Hormonsensitivität sollen ein hinreichendes Basiswissen für die gynäkopsychologische Perspektive in der psychotherapeutischen Praxis ermöglichen. Für weiterführende und vertiefende medizinische Literatur werden jeweils Hinweise auf entsprechende Grundlagenwerke geliefert. Biopsychosoziale Belastungen und Folgen der häufigen gynäkopsychologischen Zustands- und Beschwerdebilder Prämenstruelles Syndrom (PMS)/Prämenstruelle dysphorische Störung (PMDS), Endometriose, Infertilität und menopausale Transition werden in einer übergeordneten Bubble Map zusammengefasst.

**Vier häufige gynäkopsychologische Zustands- und Beschwerdebilderbilder**

In den folgenden Kapiteln (Kap. 3, 4, 5 und 7) werden vier häufige gynäkopsychologische Zustands- und Beschwerdebilder einzeln vorgestellt: PMS/PMDS, Endometriose, Infertilität und menopausale Transition. Nach einer Einführung folgt jeweils eine Zusammenstellung biopsychosozialer Belastungen und Folgen anhand von spezifischen Bubble Maps. Die Bubble Maps eignen sich als Hilfsmittel sowohl für die Exploration, die Entwicklung eines individuellen Fallverständnisses, die Behandlungsplanung, als auch für die Psychoedukation. Nach einem Überblick über Exploration, Screening und Diagnostik werden am Schluss jedes Kapitels psychotherapeutische und medizinische Behandlungsmöglichkeiten zusammengefasst.

**Peripartalzeit**

Obwohl Schwangerschaften und Geburten natürlich ebenfalls zu den häufigsten gynäkopsychologischen Erscheinungen gehören, wird in diesem Buch auf eine ausführliche Einführung verzichtet. Probleme in der Zeit von der Schwangerschaft bis ein Jahr nach der Geburt (Peripartalzeit) erfordern aufgrund ihrer klinischen Relevanz und potenziellen Letalität spezifisches Wissen und Vorgehen. Dieser Themenbereich wird daher von einer spezialisierten Kollegin (Dr. phil. Angela Häne) kurz zusammengefasst (Kap. 6).

**Konkrete Interventionsmöglichkeiten**

Im letzten Kapitel (Kap. 8) werden konkrete psychotherapeutische Interventionsmöglichkeiten für die vier gynäkopsychologischen Zustands- und Beschwerdebilder erläutert, praxisnah angeleitet und mit Beispielen angereichert.

**Hinweis zur Inklusion**

In diesem Buch wird grundsätzlich von Personen gesprochen. Aus dem Kontext ergibt sich, dass es sich um Menschen mit weiblichen Geschlechtsorganen handelt. Auf die Bezeichnungen „Frau“ und „weiblich“ wird möglichst verzichtet, da sich nicht alle Personen mit weiblichen Geschlechtsorganen als Frau oder als weiblich identifizieren und/oder gelesen werden möchten.

# Einführung in die Gynäkopsychologie

# 2

## 2.1 Was verstehen wir unter Gynäkopsychologie?

In der Literatur und im klinischen Kontext gibt es verschiedene Bezeichnungen, die den Zusammenhang zwischen Gynäkologie und Psychologie in unterschiedlichen Fachbereichen beschreiben. Der Begriff der *gynäkologischen Psychosomatik* bezeichnet die psychosomatische Spezialisierung innerhalb des medizinischen Fachgebiets der Gynäkologie. Publikationen aus diesem Fachbereich sind vornehmlich hilfreich für Personen mit medizinisch-gynäkologischem Hintergrund, die sich psychosomatisch weiterbilden und entsprechende Elemente in die gynäkologische Behandlung integrieren möchten. Aus dem medizinischen Fachbereich der Psychiatrie gibt es die Spezialisierung der *Peripartal- und Gynäkopsychiatrie*, mit Fokus auf die psychische Gesundheit im Bereich der Gynäkologie und Geburtshilfe. Aus dem Fachgebiet der Psychologie gibt es die Bezeichnung der *gynäkologischen und peripartalen Psychologie*, die im Wesentlichen der Gynäkopsychologie gleichzusetzen ist.

Wir verwenden die Bezeichnung *Gynäkopsychologie* – e in pragmatisch gewählter und gut verständlicher Kunstbegriff, der den Zusammenhang zwischen gynäkologisch bedingten Zuständen und psychologischen Aspekten im Wortlaut aufzeigen soll.



M. Yamanaka, L. Eisenegger, *Gynäkopsychologie in der psychotherapeutischen Praxis*, Psychotherapie: Therapiegestaltung & Praxismanagement,
https://doi.org/10.1007/978-3-662-72284-8_2

**Das Fachgebiet der „Gynäkopsychologie" beinhaltet folgende Aspekte**

- Das Verstehen von Auswirkungen gynäkologischer Zustände und Beschwerden auf das individuelle und soziale Befinden, Empfinden und Verhalten basierend auf einem biopsychosozialen Gesamtverständnis.
- Das Behandeln von biopsychosozialen Folge- und Begleiterscheinungen mittels psychotherapeutischer Interventionen, bei Bedarf interdisziplinär in Zusammenarbeit mit gynäkologischen und weiteren involvierten Fachpersonen.

## 2.2 Hilfreiches gynäkologisches Basiswissen

In diesem Unterkapitel wird hilfreiches gynäkologisches und endokrinologisches Basiswissen kurz und übersichtlich zusammengefasst. Wir stützen uns dabei im Wesentlichen auf zwei Übersichtsarbeiten (Itriyeva, 2022; Cunningham et al., 2024), sowie auf das Buch „Klinische Endokrinologie für Frauenärzte" (Strowitzki & Ortmann, 2024). Für weiterführende Literatur empfehlen wir gängige medizinische Grundlagewerke aus der Gynäkologie und Endokrinologie.

### 2.2.1 Der Menstruationszyklus

Der Menstruationszyklus dauert im Durchschnitt 28 Tage und wird weitgehend durch die Hypothalamus-Hypophysen-Ovar (HHO)-Achse gesteuert. Eisprung (Ovulation) und Monatsblutung (Menstruation) geschehen aufgrund rhythmischer Freisetzung des Gonadotropin-Releasing-Hormons (GnRH) durch den Hypothalamus. Die hochkomplexen Wechselbeziehungen zwischen den Bestandteilen der HHO-Achse führen in der ersten Zyklushälfte (Follikelphase) zum Aufbau der Gebärmutterschleimhaut (Endometrium) und der Entwicklung eines dominanten Follikels, in der Mitte des Zyklus zum Eisprung (Ovulation), und in der zweiten Hälfte des Zyklus (Lutealphase) zur Vorbereitung des Endometriums für die potenzielle Einnistung einer befruchteten Eizelle. Die einzelnen Phasen des Menstruationszyklus werden im Folgenden beschrieben und schematisch dargestellt (Abb. 2.1).

*Follikelphase.* Die Follikelphase beginnt mit dem ersten Tag der Monatsblutung (Periode, Menstruation) und dauert im Durchschnitt 14 Tage (Range: 7–22 Tage). Niedrige Östradiol- und Progesteron-Spiegel zu Beginn der Follikelphase aktivieren die Freisetzung von GnRH im Hypothalamus, was zur Ausschüttung des luteinisierenden Hormons (LH) und des follikelstimulierenden Hormons (FSH) im Hypophysen-Vorderlappen (Adenohypophyse) führt. LH und FSH wirken direkt auf die Zellen im Eierstock (Ovar), die anschließend Androgene und Östradiol produzieren. FSH ist zudem für die Auswahl und das

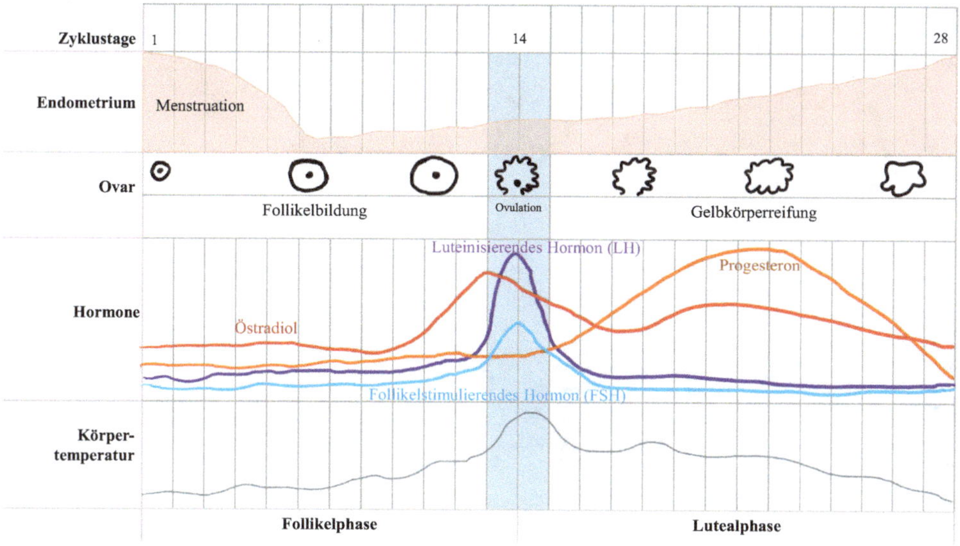


**Abb. 2.1** Schematische Darstellung: Menstruationszyklus

Wachstum von Follikeln in den Eierstöcken verantwortlich. In der späteren Follikelphase produziert der dominante Follikel zunehmend Östradiol, das den Aufbau des Endometriums stimuliert und die Ausschüttung von LH und FSH in der Adenohypophyse drosselt. Der zunehmende Östradiol-Spiegel führt aufgrund komplexer Wechselwirkungen zu einem plötzlichen Anstieg von LH, der die Ovulation auslöst.

*Ovulationsphase* Während der Ovulation platzt der reife Follikel, setzt die Eizelle (Oozyte) frei und entwickelt sich zum Gelbkörper (Corpus Luteum). Der Corpus Luteum initiiert die folgende Lutealphase.

*Lutealphase* Die Lutealphase dauert durchschnittlich 14 Tage (Range: 12 - 16 Tage), wobei die Dauer im Gegensatz zur Follikelphase konstanter ist. Der Gelbkörper setzt das Gelbkörperhormon (Progesteron) und kleine Mengen an Östradiol frei. Progesteron bereitet das Endometrium für eine mögliche Einnistung einer befruchteten Eizelle vor, führt zu einer erhöhten Körpertemperatur und zu einem dickflüssigeren Schleim im Gebärmutterhals (Zervix). Findet keine Einnistung statt, entwickelt sich der Gelbkörper zurück, was zu sinkenden Östradiol- und Progesteron-Spiegeln führt. Die Abnahme von Östradiol und Progesteron wiederum führt zum Abstoßen des Endometriums (Menstruation) und der Zyklus beginnt von vorne. Bei einer Einnistung beginnen diejenigen Zellen der befruchteten Eizelle, die später die Plazenta bilden, mit der Produktion des Schwangerschaftshormons (Beta-hCG Hormon; Humanes Choriongonadotropin). Dieses Hormon sorgt dafür, dass das Endometrium nicht abgebaut wird und die Schwangerschaft bestehen bleibt.

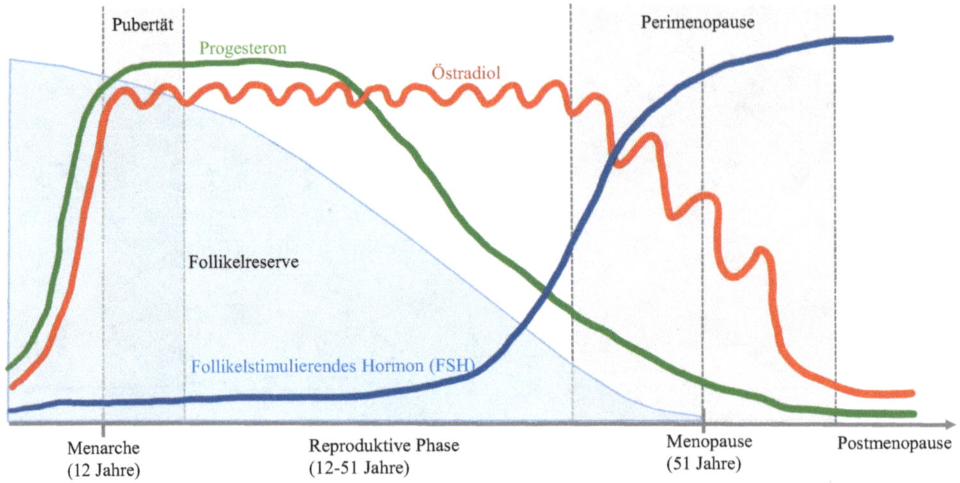


**Abb. 2.2** Schematische Darstellung: Sexualhormone im Lebensverlauf

### 2.2.2 Sexualhormone im Lebensverlauf

Die Sexualhormone verändern sich im Verlauf des Lebens und teilen den Lebensverlauf in verschiedene Phasen mit spezifischen hormonellen Vorgängen. Diese Phasen werden im Folgenden kurz erläutert und schematisch dargestellt (Abb. 2.2).

*Menarche und Phase der Pubertät.* Der Zeitpunkt der ersten Monatsblutung wird als Menarche bezeichnet und tritt durchschnittlich im Alter von 12 Jahren ein. In den darauffolgenden Jahren (Pubertät) reift die Hypothalamus-Hypophysen-Ovar-Achse weiter aus. In dieser Phase können Zyklen ohne Ovulation und unregelmäßige Blutungen auftreten, sodass die Zyklusdauer zwischen 21 und 45 Tagen variieren kann.

*Reproduktive Phase.* Zwischen Menarche und Menopause liegt die reproduktive (fruchtbare) Phase mit monatlichen Menstruationszyklen. Tendenziell nehmen Zyklus- und Menstruationsdauer mit zunehmendem Alter ab und unterliegen in der Zeit vor der Menopause (ab rund 45 Jahren) stärkeren Variationen. In der reproduktiven Phase können zyklusgebundene Beschwerdebilder wie Prämenstruelles Syndrom (PMS)/Prämenstruelle dysphorische Störung (PMDS) (Kap. 3) oder Endometriose (Kap. 4) auftreten, und es kann zu Schwangerschaften und Geburten (Kap. 6), oder aber zu Infertilität (Kap. 5) kommen.

*Phase der menopausalen Transition und Menopause.* Die Menopause wird als der Zeitpunkt der letzten Menstruation vor Aussetzen der Periode in 12 aufeinanderfolgenden Monaten definiert. Die Menopause tritt bei den meisten Personen im Alter zwischen 47 und 54 Jahren und durchschnittlich mit 51 Jahren ein. Die Phase der Prämenopause wird uneinheitlich definiert, beschreibt aber meistens den Zeitraum vor der Menopause, in der erste hormonelle Veränderungen auftreten. Die Perimenopause (Klimakterium, Wechseljahre) beschreibt den Zeitraum um die Menopause herum bis zur Postmenopause, in dem hormonelle Veränderungen (schwankende und absinkende Spiegel von Östradiol und Progesteron, Zunahme von FSH) bei rund der Hälfte aller Personen zu Beschwerden führen können. 12 Monate nach der Menopause beginnt die Phase der Postmenopause, in der die Östradiol- und Progesteronspiegel und die Beschwerden weiter abnehmen. Die gesamte Zeit der hormonellen Veränderungen von vor der Menopause (Prä- und Perimenopause) bis zur Anfangsphase in der Postmenopause wird als menopausale Transition umschrieben (Kap. 7).

### 2.2.3 Hormonsensitivität

Lange wurde angenommen, dass ein Östrogenmangel, wie zum Beispiel vor dem Einsetzen der Menstruation oder in der Perimenopause, für die Ausprägung psychischer Symptome (insbesondere Angst und Depression) verantwortlich sein könnte. Aktuellere Untersuchungen deuten jedoch darauf hin, dass verschiedene Personen unterschiedlich auf Hormonschwankungen reagieren: Hormonsensitive Menschen zeigen eine abnorme Reaktion des Zentralnervensystems auf fluktuierende Konzentrationen von Östrogen, Progesteron und dessen Metaboliten Allopregnanolon, während andere Personen weniger sensitiv reagieren. Hierbei wird die Abnahme des Östrogenspiegels mit einer Dysregulation des serotonergen Systems und die Abnahme von Progesteron und Allopregnanolon mit einer Dysregulation des GABAergen Systems assoziiert, was Stimmungsveränderungen erklären könnte (ACOG, 2023; Hantsoo & Payne, 2023; Sikes-Keilp & Rubinow, 2023). Die Hormonsensitivität kann über verschiedene Lebensphasen hinweg stabil bleiben: Personen, die prämenstruell unter psychischen und physischen Symptomen leiden, haben eine höhere Wahrscheinlichkeit, auch in anderen Phasen mit hormonellen Schwankungen (z. B. Schwangerschaft, menopausale Transition) entsprechende Symptome zu erleben (Pope et al., 2017). Es gibt Hinweise darauf, dass hormonsensitive Personen unter Östrogenschwankungen und Stress ein erhöhtes Risiko für Depression zeigen (Willi et al., 2021), und dass sie aber auch besser auf hormonelle Behandlungen ansprechen (Lozza-Fiacco et al., 2022).

## 2.3 Biopsychosoziale Belastungen und Folgen von gynäkopsychologischen Zustands- und Beschwerdebildern

Neben ihrer Prävalenz sind die vier gynäkopsychologischen Zustands- und Beschwerdebilder (Prämenstruelles Syndrom (PMS)/Prämenstruelle dysphorische Störung (PMDS), Endometriose, Infertilität und menopausale Transition) auch aufgrund ihrer biopsychosozialen Belastungen und Folgen für die psychotherapeutische Praxis bedeutsam. Diese werden hier anhand einer übergreifenden Bubble-Map (Abb. 2.3) zusammengefasst und kurz erläutert. Die spezifischen Belastungen und Folgen der einzelnen Zustands- und Be-

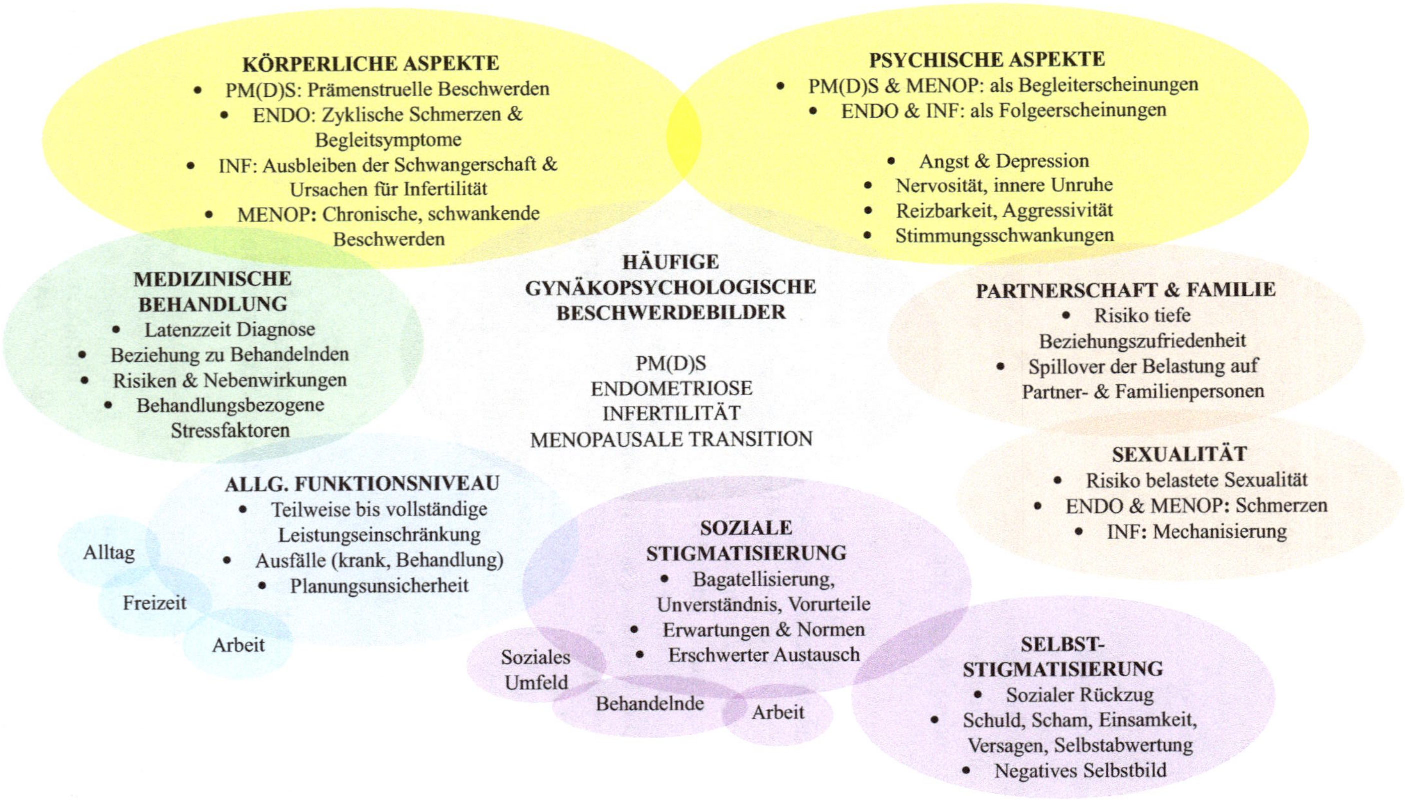


**Abb. 2.3** Biopsychosoziale Belastungen und Folgen bei häufigen gynäkopsychologischen Zustands- und Beschwerdebildern. (Abkürzungen: PM(D)S = Prämenstruelles Syndrom & Prämenstruelle dysphorische Störung; ENDO = Endometriose; INF = Infertilität; MENOP = Menopausale Transition)

schwerdebildern werden in den entsprechenden Kapiteln (Kap. 3, 4, 5 und 7) anhand von individuellen Bubble-Maps dargestellt und erläutert.

**Körperliche und psychische Aspekte**

Allen Beschwerdebildern gemeinsam ist das (häufig) gleichzeitige Vorliegen von körperlichen und psychischen Aspekten. Bei PM(D)S und in der menopausalen Transition gehören sowohl körperliche wie auch psychische Symptome zum Störungsbild und werden entsprechend diagnostiziert oder beschrieben. Endometriose und Infertilität hingegen werden aufgrund von körperlichen Faktoren diagnostiziert, wobei psychische Belastungen eine mögliche Folgeerscheinung darstellen können.

**Partnerschaft, Familie & Sexualität**

Die körperlichen und psychischen Belastungen, welche mit den vier Zustands- und Beschwerdebildern einhergehen, stellen nicht nur für betroffene Menschen eine Herausforderung dar, sondern wirken sich auch auf relevante Beziehungspersonen aus (Spillover): Diese leiden mit, sorgen und kümmern sich, oder sie fühlen sich hilflos, irritiert und belastet. Partnerschaftliche und/oder Familienbeziehungen können sich unter diesen Umständen verändern – viele Personen berichten von belasteten Beziehungen, Missverständnissen, Streit oder Entfremdung. Die Sexualität, sofern ein Thema, kann einerseits direkt betroffen sein, beispielsweise aufgrund von körperlichen Schmerzen oder einer Abnahme der Libido. Andererseits kann eine tiefe Beziehungszufriedenheit (z. B. Missverständnisse, Streit, Entfremdung) auch indirekt negativ auf die Sexualität einwirken.

**Soziale und Selbst-Stigmatisierung**

Die soziale Stigmatisierung nimmt in der Belastung von betroffenen Personen einen grossen Stellenwert ein – viele Menschen berichten, dass sie sich von ihrem sozialen Umfeld, bei der Arbeit oder auch von behandelnden Personen nicht ernst genommen oder sogar belächelt und abgewertet fühlen, und dass sie sich deshalb nicht offen über ihre Beschwerden austauschen mögen. Die soziale Stigmatisierung kann sich auf die Selbstwahrnehmung übertragen (im Sinne einer Selbststigmatisierung): Häufig ziehen sich betroffene Menschen sozial zurück, fühlen sich einsam, werten sich selbst ab, schämen sich und entwickeln insgesamt ein negatives Selbstbild. Die laufende gesellschaftliche Entwicklung mit zunehmender Akzeptanz, Integration und Aufklärung ist sehr zu begrüssen. An dieser Stelle möchten wir jedoch gerne darauf aufmerksam machen, dass dieser Weg noch lange nicht abgeschlossen ist, und dass wir als behandelnde Personen einen bedeutsamen Beitrag zur bedeutsamen Sensibilisierung und Entstigmatisierung leisten können.

**Allgemeines Funktionsniveau**

Sämtliche Belastungsbereiche, insbesondere aber körperliche und psychische Symptome, können das allgemeine Funktionsniveau einschränken. Es kann zu schwankenden Leistungseinbussen bis hin zu Ausfällen im Alltag, in der Freizeit und bei der Arbeit kommen. Einerseits kann es für Betroffene entlastend sein, dass die Beschwerden durch die Funktionseinschränkung von aussen deutlich wahrnehmbar sind. Andererseits machen viele Personen die Erfahrung, dass sie dafür abgewertet, belächelt und stigmatisiert werden. Zudem können die ständige Planungsunsicherheit, häufige Ausfälle und sich dafür entschuldigen zu müssen für Betroffene, aber auch für ihr soziales Umfeld, sehr frustrierend und herausfordernd sein.

**Medizinische Behandlung**
Bei allen Beschwerdebildern kommt es häufig zu langen Latenzzeiten bis zur Diagnosestellung, was daran liegen kann, dass der diagnostische Prozess sowohl für Patient:innen wie auch für Behandler:innen herausfordernd und aufwändig ist. Es wird angenommen, dass die Stigmatisierung durch Fachpersonen (Leidensdruck wird nicht ernst genommen), sowie die Selbststigmatisierung (sich für die Beschwerden zu schämen und diese nicht anzusprechen) zusätzlich zu langen Latenzzeiten beitragen können. Weiter können auch behandlungsbezogene Aspekte wie Entscheidungsfindungen (für oder gegen eine medizinische Behandlung), das Abwägen von Risiken und Nebenwirkungen, sowie logistische, zeitliche und finanzielle Stressfaktoren belastend sein.

Die in der übergreifenden Bubble-Map beschriebenen biopsychosozialen Belastungen und Folgen indizieren entsprechendes psychotherapeutische Vorgehen. Im letzten Kapitel (Kap. 8) werden konkrete Interventionsmöglichkeiten vorgestellt und mit Beispielen für die einzelnen Zustands- und Beschwerdebilder angereichert.

## 2.4 Die gynäkopsychologische Exploration in der Praxis

Zusätzlich zur allgemeinen Exploration und diagnostischen Einordnung (meist zu Beginn einer Psychotherapie) empfehlen wir bei Personen mit weiblichen Geschlechtsorganen eine gynäkopsychologisch orientierte Exploration. Diese kann problemlos auch in einer bereits laufenden Psychotherapie nachgeholt werden. Die Exploration sollte transparent eingeführt und die Fragen offen, zugewandt und wertfrei formuliert werden. Insbesondere ist es wichtig, dass keine Annahmen getroffen werden (z. B. aufgrund des Alters, des Aussehens oder aufgrund von eigenen Erfahrungen). Im Folgenden finden sich konkrete Inputs für mögliche Fragen im Rahmen einer gynäkopsychologischen Exploration.

**Beispielfragen**

*Einführung.* „Wir wissen, dass Hormone und gynäkologische (oder frauenspezifische) Faktoren unser Erleben, Empfinden und Verhalten bedeutsam beeinflussen können. Um Ihre Situation möglichst umfassend verstehen zu können, würde ich Ihnen gerne ein paar Fragen dazu stellen. Ist das für Sie in Ordnung?"

*Grobe Einordnung der Lebensphase.* „Darf ich fragen, wo Sie hormonell etwa stehen?" (Reproduktive Phase, menopausale Transition, postmenopausale Phase).

*Reproduktive Phase.* „Wie würden Sie Ihren Zyklus beschreiben? Wie nehmen Sie Ihre Monatsblutung wahr? Wie verändert sich Ihr körperliches und/oder emotionales Befinden im Verlauf des Zyklus (Menstruation, erste Zyklushälfte, Zyklusmitte, zweite Zyklushälfte)? Bei Beschwerden: Was hilft Ihnen im Umgang mit den Beschwerden? Falls das für Sie ein Thema ist: Welche Verhütungsmethode(n) wenden Sie an?"

*Menopausale Transition.* „Wie hat sich der Zyklus im Verlauf verändert? Wie/wann fanden diese Veränderungen statt? Wie hat sich Ihr körperliches und/oder emotionales Befinden verändert? Viele Personen leiden in dieser Phase unter Beschwerden. Wie ist es bei Ihnen? Bei Beschwerden: Was hilft Ihnen im Umgang mit den Beschwerden?"

*Postmenopausale Phase.* „Wie nehmen Sie Ihr Befinden wahr seit Sie keinen Zyklus mehr haben? Was hat sich verändert? Einige Personen leiden in dieser Phase unter Beschwerden. Wie ist es bei Ihnen? Bei Beschwerden: Was hilft Ihnen im Umgang mit den Beschwerden?"

*Hormonsensitivität.* „Wie haben Sie bisher Phasen mit hormonellen Schwankungen oder Umstellungen erlebt? (Zyklus, Schwangerschaften, postpartale Phase, menopausale Transition, Hormonpräparate). Gibt/gab es neben den körperlichen Herausforderungen auch emotionale Schwierigkeiten?"

*Behandlungsbezogene Exploration.* „Haben Sie eine gynäkologische Ansprechperson? Wie fühlen Sie sich beraten? Wann hatten Sie das letzte Mal mit einer gynäkologischen Fachperson Kontakt? Was war der Grund dafür? Wann war Ihre letzte Kontroll-Untersuchung/Jahreskontrolle?"

*Anamnestische Exploration.* „Haben Sie Erfahrungen mit gynäkologischen Krankheiten oder Problemen? (z. B. Infekte, Geschlechtskrankheiten, Karzinome, Endometriose). Haben Sie Erfahrungen mit Schwangerschaften und Geburten? Wie haben Sie diese erlebt? Haben Sie Erfahrungen mit gewollten oder ungewollten Aborten? Gibt es weitere Erfahrungen mit gynäkologischem Kontext, die für Sie bedeutsam waren?" ◄

Bei Hinweisen auf Beschwerden im Zusammenhang mit PM(D)S, Endometriose, Infertilität und menopausaler Transition empfehlen wir eine weiterführende störungsspezifische Exploration und diagnostische Einordnung. Hinweise dazu finden sich in den jeweiligen Kapiteln unter „Exploration, Screening & Diagnostik" (Abschn. 3.3, 4.3, 5.3 und 7.3).

## Literatur

American College of Obstetricians and Gynecologists (ACOG). (2023). Management of premenstrual disorders ACOG clinical practice guideline nr. 7. *Obstetrics and Gynecology, 142*(6), 1516–1533.

Cunningham, A. C., Pal, L., Wickham, A. P., Prentice, C., Goddard, F. G., Klepchukova, A., & Zhaunova, L. (2024). Chronicling menstrual cycle patterns across the reproductive lifespan with real-world data. *Scientific Reports, 14*(1), 10172.

Hantsoo, L., & Payne, J. L. (2023). Towards understanding the biology of premenstrual dysphoric disorder: From genes to GABA. *Neuroscience & Biobehavioral Reviews, 149*, 105168.

Itriyeva, K. (2022). The normal menstrual cycle. *Current Problems in Pediatric and Adolescent Health Care, 52*(5), 101183.

Lozza-Fiacco, S., Gordon, J. L., Andersen, E. H., Kozik, R. G., Neely, O., Schiller, C., et al. (2022). Baseline anxiety-sensitivity to estradiol fluctuations predicts anxiety symptom response to transdermal estradiol treatment in perimenopausal women – A randomized clinical trial. *Psychoneuroendocrinology, 143*, 105851.

Pope, C. J., Oinonen, K., Mazmanian, D., & Stone, S. (2017). The hormonal sensitivity hypothesis: A review and new findings. *Medical Hypotheses, 102*, 69–77.

Sikes-Keilp, C., & Rubinow, D. R. (2023). GABA-ergic modulators: New therapeutic approaches to premenstrual dysphoric disorder. *CNS Drugs, 37*(8), 679–693.

Strowitzki, T., & Ortmann, O. (Hrsg.). (2024). *Klinische Endokrinologie für Frauenärzte*. Springer.

Willi, J., Süss, H., Grub, J., & Ehlert, U. (2021). Biopsychosocial predictors of depressive symptoms in the perimenopause – Findings from the Swiss perimenopause study. *Menopause, 28*(3), 247–254.

# Prämenstruelles Syndrom (PMS) & Prämenstruelle dysphorische Störung (PMDS)

3

## 3.1 Einführung

**Definition.** Das prämenstruelle Syndrom (PMS) und die prämenstruelle dysphorische Störung (PMDS) sind gekennzeichnet durch psychische und physische Symptome, die regelmäßig in der zweiten Hälfte des Menstruationszyklus auftreten, nach Einsetzen der Menstruation fast vollständig wieder verschwinden und zu Beeinträchtigungen der Funktionsfähigkeit im Alltag führen (O'Brian et al., 2011).

**Begriffsklärung**

PMS beschreibt ein subklinisches Beschwerdebild, für das es keine einheitlichen Diagnosekriterien gibt (Yonkers & Simoni, 2018). PMDS hingegen ist eine in den neusten internationalen Klassifikationssystemen für psychische Störungen (DSM-V und ICD-11) aufgeführte Störung, die diagnostiziert werden kann, wenn die prämenstruellen Symptome besonders ausgeprägt sind und mit hohem Leidensdruck einhergehen.

**Prävalenz**

Aufgrund der uneinheitlichen Definitionskriterien schwanken die Prävalenzraten für PMS stark. Die meisten Personen mit weiblichen Geschlechtsorganen (80–90 %) erleben gewisse prämenstruelle Veränderungen (Takeda, 2023). Etwa 20–30 % der Personen fühlen sich durch mindestens ein psychisches oder physisches PMS Symptom in ihrer Funktionsfähigkeit im Alltag beeinträchtigt, 1.2–6.4 % sind von PMDS betroffen (Punktprävalenz; Yonkers & Simoni, 2018).





M. Yamanaka, L. Eisenegger, *Gynäkopsychologie in der psychotherapeutischen Praxis*, Psychotherapie: Therapiegestaltung & Praxismanagement,
https://doi.org/10.1007/978-3-662-72284-8_3

**Ursachen**

Die Ätiologie von prämenstruellen Symptomen ist noch nicht ausreichend geklärt, aktuell geht man von einer multifaktoriellen Genese aus (Kühner & Nayman, 2025).

*Biologische Faktoren.* Es wird angenommen, dass Betroffene eine erhöhte Sensitivität gegenüber den normalen zyklischen Schwankungen der Geschlechtshormone Östrogen und Progesteron, sowie des Progesteron Metaboliten Allopregnanolon haben (Hormonsensitivität). Es gibt Hinweise dafür, dass die Hormonsensitivität mit einer Dysfunktion des serotonergen und des GABAergen Systems, sowie der Hypothalamus-Hypophysen-Nebennierenrindenachse (HHNA) zusammenhängen könnte (Bedding & Kühner, 2017; Yonkers & Simoni, 2018). Die Veränderungen im GABAergen System und der HHNA-Aktivität könnten die erhöhte Sensitivität gegenüber objektivem und subjektivem Stress erklären (Nayman et al., 2022). Weiter gibt es Hinweise auf Veränderungen von neuroinflammatorischen Prozessen sowie strukturellen, chemischen und funktionalen Hirnkorrelaten (Kühner & Nayman, 2025).

*Psychologische Faktoren.* Aktuell gibt es keine Hinweise darauf, dass psychische Faktoren PMS/PMDS verursachen könnten (Kühner & Nayman, 2025). Es gibt jedoch verschiedene psychologische Vorgänge, welche bereits bestehende psychische und körperliche Symptome aufrechterhalten und beeinflussen können. Diese Zusammenhänge werden in Abschnitt 3.2 unter „psychische Aspekte“ ausführlich beschrieben.

*Weitere Faktoren.* Zwillingsstudien weisen auf einen genetischen Faktor von prämenstruellen Beschwerden hin. Traumatische Erlebnisse in der Kindheit (körperlicher, sexueller, emotionaler Missbrauch und Vernachlässigung) stellen Risikofaktoren für die Entwicklung von PMS/PMDS dar, vermutlich bedingt durch Veränderungen neurobiologischer Prozesse. Tabak- und Alkoholkonsum sowie ein hoher Body-Mass-Index können weitere Risikofaktoren sein (Kühner & Nayman, 2025; Yonkers & Simoni, 2018).

**Symptome**

PMS und PMDS können zwischen Menarche und Menopause auftreten. Es gibt Hinweise darauf, dass die Symptomatik in Phasen hormoneller Umstellung (z. B. postpartal nach Absetzen von hormonellen Kontrazeptiva) verstärkt auftreten kann (Nayman et al., 2022). In der Perimenopause können sich prämenstruelle und perimenopausale Symptome überlagern.

In Forschung und Literatur wird eine Vielzahl von psychischen und körperlichen Symptomen beschrieben. Allen Symptomen gemeinsam ist ihre Zyklusabhängigkeit: Sie treten in der Mehrheit der Zyklen in der Lutealphase auf und remittieren in der Woche nach Einsetzen der Menstruation fast vollständig. Die folgende Auflistung prämenstrueller Symptome orientiert sich an den Angaben aus den aktuellsten Klassifikationssystemen (DSM-V und ICD-11) und dem gynäkologischen Grundlagewerk von Segerer (2021).

*Psychische Symptome.* Affektlabilität (z. B. Stimmungsschwankungen, weinen, gesteigerte Empfindlichkeit gegenüber Zurückweisung), Reizbarkeit, häufigere und raschere wütende Reaktionen, vermehrte zwischenmenschliche Konflikte (z. B. mit Partner- und Familienpersonen), depressive Stimmung, selbstabwertende Gedanken, Hoffnungslosigkeit, Angst, Anspannung, Nervosität, Interessensverlust, Gefühl von Kontrollverlust oder Überwältigung.

*Körperliche Symptome.* Lethargie, leichte Ermüdbarkeit, Energieverlust, Anschwellen und erhöhte Drucksensitivität der Brüste, Wassereinlagerungen, Unterleibskrämpfe, Völlegefühl, Schmerzen (Rücken-, Kopf-, Muskel-, Gelenkschmerzen), Gewichtszunahme.

*Gemischte Symptome.* Konzentrationsstörungen, Vergesslichkeit, Schlafstörungen (Insomnie, Hypersomnie), Appetitveränderungen, erhöhte Reizsensibilität (z. B. auf Licht, Lärm etc.).

*Positive prämenstruelle Veränderungen.* Einige Personen erleben auch positive prämenstruelle Veränderungen wie zum Beispiel eine Zunahme der sexuellen Lust, mehr Energie, höhere Effizienz bei der Arbeit, erhöhtes Interesse an Dingen, erhöhtes Selbstbewusstsein, entspannteres Grundgefühl und ein gesteigertes Kontrollgefühl (Campagne & Campagne, 2007). Es lohnt sich deshalb, spezifisch auch nach positiven Veränderungen zu fragen, um den Fokus auf die prämenstruellen Symptome aufzuweichen (Kaiser et al., 2018).

## 3.2 Biopsychosoziale Belastungen und Folgen

Das Vorhandensein, die Ausprägung und Wahrnehmung von Belastungen, sowie der dadurch entstehende Leidensdruck sind interindividuell sehr unterschiedlich und hängen von biopsychosozialen Faktoren ab. Diese werden in einer Bubble-Map übersichtlich dargestellt (Abb. 3.1), mit wissenschaftlichem Hintergrund beschrieben und anhand von Beispielen aus der Betroffenenperspektive angereichert. Die Inhalte des Kapitels können in der psychotherapeutischen Praxis für die Exploration, die Psychoedukation, das individuelle Fallverständnis und die Therapieplanung genutzt werden.

### Körperliche Aspekte

Bei PMS/PMDS können verschiedene körperliche Symptome auftreten, die oben (Abschn. 3.1) zusammengefasst wurden. Psychische Faktoren wie Stress und dysfunktionale Verarbeitungsstrategien können sich negativ auf die körperliche Symptomatik auswirken (siehe Ausführungen unter „psychische Aspekte“), daher ist es wichtig, diese Faktoren in der Behandlung anzugehen. Viele Betroffene berichten von einem negativem Körpergefühl (sich z. B. „dick“, „hässlich“ fühlen). Dies ist vermutlich bedingt durch unangenehme körperliche Symptome in Kombination mit erhöhter Selbstaufmerksamkeit und selbstkritischen Gedanken.

**Praxisbeispiele**

„Vor meiner Periode habe ich immer total starke Rückenschmerzen, Heißhungerattacken und fühle mich völlig ausgelaugt und lustlos.“; „Wenn bei der Arbeit viel läuft, ich zu wenig schlafe oder die Kinder krank sind in der prämenstruellen Phase, empfinde ich meine Symptome noch viel stärker als sonst.“; „Prämenstruell fühle ich mich immer fett und hässlich.“; „Ich kann mich in dieser Zeit so viel schlechter konzentrieren, ich zweifle dann echt an meinen kognitiven Fähigkeiten.“; „Ich bin dann jeweils so sensibel auf Licht und Lärm, am liebsten würde ich gar nicht mehr aus dem Haus gehen. Bereits Einkaufen oder der Arbeitsweg braucht dann soviel mehr Energie als

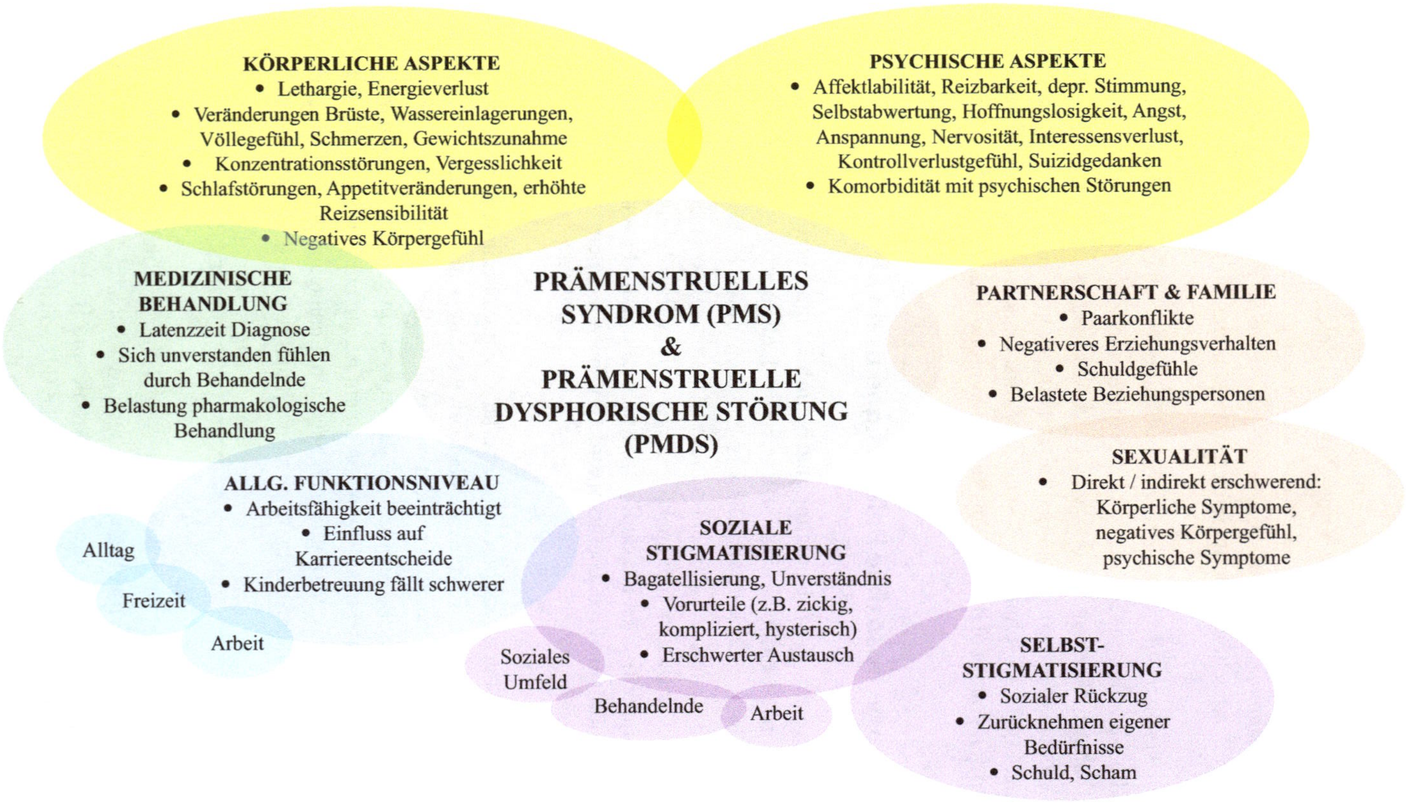


**Abb. 3.1** Biopsychosoziale Belastungen und Folgen bei PMS/PMDS

sonst.“; „Vor meiner Periode bin ich einfach konstant müde, bereits am Morgen nach dem Aufstehen, auch wenn ich genug geschlafen habe.“ ◄

**Psychische Aspekte**

Im Rahmen von PMS/PMDS können verschiedene psychische Symptome auftreten, die oben (Abschn. 3.1) zusammengefasst wurden. Bei Beginn der Beschwerden ist Betroffenen die Zyklusabhängigkeit der Symptomatik nicht immer bewusst, was die Diagnostik erschwert und mit einem Kontrollverlustgefühl einhergehen kann. Der Einsatz von prospektiven Symptomtagebüchern hilft Behandelnden und Betroffenen, ein differenziertes Verständnis der Symptomatik zu gewinnen (Abschn. 3.3).

Es gibt verschiedene psychologische Faktoren, welche bereits bestehende psychische und körperliche Symptome aufrechterhalten und beeinflussen können: Ein erhöhtes subjektiv wahrgenommenes Stressniveau sowie externale Stressfaktoren (z. B. Alltagsstressoren) hängen mit einer Exazerbation der prämenstruellen Symptomatik zusammen (Lee & Im, 2016; Nayman et al., 2022). Es gibt Hinweise darauf, dass dysfunktionale Verarbeitungsstile wie eine Grübelneigung und eine erhöhte Selbstaufmerksamkeit die prämenstruelle Symptomatik verstärken können (Kühner & Nayman, 2025), und dass Personen mit PMS/PMDS (im Vergleich zu Personen ohne PMS/PMDS) häufiger negative Emotionsregulationsstrategien wie Vermeidung, Selbstvorwürfe und Katastrophisieren anwenden (Bedding & Kühner, 2017; Kühner & Nayman, 2025). Hingegen gehen funktionalere Emotionsregulationsstrategien wie Achtsamkeit oder Umbewertung (reappraisal) insgesamt mit positiverem Befinden einher (Kühner & Nayman, 2025). Emotions- und Stressregulation sind entsprechend wichtige Elemente in der Behandlung von PMS/PMDS.

Insbesondere die prämenstruelle dysphorische Störung geht mit einem starken psychischen Leidensdruck einher, was sich unter anderem in einer erhöhten Rate an Suizidgedanken und -versuchen bei PMDS-Betroffenen zeigt. Die Komorbidität mit anderen psychischen Störungen ist hoch, am häufigsten sind affektive Störungen, Angststörungen, somatoforme Störungen und bipolare Störungen (Kühner & Nayman, 2025).

**Praxisbeispiele**

„Ich fühle mich an meinen symptomatischen Tagen völlig fremd, ich erkenne mich nicht wieder!“; „Ich bin in diesen Tagen jeweils so gereizt, dass ich sehr stark kontrollieren muss, was ich sage, damit ich andere nicht vor den Kopf stoße.“; „Ich fühle mich bereits bei kleineren Belastungen überwältigt und muss dann ständig weinen.“; „Es braucht viel Kraft, um alles unter Kontrolle zu behalten und nicht den Halt zu verlieren. Wenn in dieser Zeit noch etwas Zusätzliches von außen kommt, wird mir alles zu viel.“; „Ich habe das Gefühl, dass ich keine Kinder haben kann, es ist unvorstellbar während den Tagen vor der Menstruation noch für ein anderes Lebewesen sorgen zu müssen.“; „Manchmal fühle ich mich so schlecht, dass ich daran denke, mir das Leben zu nehmen.“; „Normalerweise habe ich meine Angst im Griff. Während den Tagen vor meiner Mens jedoch kann ich mich kaum davon distanzieren und werde von meiner Angst eingenommen.“; „Ich muss eigentlich ständig an meine PMDS denken, entweder habe ich Symptome, oder ich denke daran, dass die Symptome bald wieder kommen werden.“ ◄

**Partnerschaft, Familie & Sexualität**

In der klinischen Praxis sehen wir immer wieder, dass prämenstruelle Symptome die Beziehung zu Familienmitgliedern belasten. In Folge erhöhter Reizbarkeit und Wut kann es in der prämenstruellen Phase vermehrt zu destruktiven Paarkonflikten und dysfunktionalen Verhaltensweisen gegenüber den Kindern kommen (harschere Reaktionen, schreien, schlagen). Insgesamt gibt es noch wenig Forschung zu diesen Zusammenhängen, aber es gibt erste Hinweise darauf, dass prämenstruelle Symptome mit einer schlechteren Paarbeziehungszufriedenheit einhergehen (Karimiankakolaki et al., 2019), das Risiko für eine Trennung erhöhen (Westermark et al., 2024), die Beziehung zu den eigenen Kindern beeinträchtigen können und mit negativerem Erziehungsverhalten zusammenhängen (Brown et al., 2024; Okajima & Okajima, 2025). Im Vergleich zu heterosexuellen Paaren berichten lesbische Paare geringere Belastungswerte und positivere partnerschaftliche Interaktionen in der prämenstruellen Phase, möglicherweise weil gegenseitig mehr Verständnis vorliegt für prämenstruelle Symptome (Ussher & Perz, 2013).

Zum Einfluss von prämenstruellen Symptomen auf die Sexualität gibt es kaum empirische Evidenz. Unsere klinische Erfahrung zeigt jedoch, dass die Sexualität an symptomatischen Tagen aufgrund von psychischen und körperlichen Belastungen beeinträchtigt sein kann. Einige Symptome wie z. B. Völlegefühl, Energieverlust, schlechtes Körpergefühl oder Schmerzen können sich direkt negativ auf die Sexualität auswirken, andere Symptome wie z. B. Reizbarkeit oder selbstabwertende Gedanken eher indirekt, indem sie das individuelle und partnerschaftliche Wohlbefinden reduzieren.

Belastete Beziehungen zu Familienmitgliedern und die damit einhergehende Stressbelastung können wiederum eine Verstärkung der prämenstruellen Symptome begünstigen (Brown et al., 2024; Lee & Im, 2016; Ussher & Perz, 2013) oder das Risiko für die Entwicklung einer anderen psychischen Störung erhöhen (Whisman, 2007). Prämenstruelle Symptome sind nicht nur eine individuelle, sondern eine partnerschaftliche bzw. systemische Angelegenheit (Ussher & Perz, 2017), ähnlich wie dies auch bei anderen psychischen und körperlichen Erkrankungen der Fall ist (Leuchtmann & Bodenmann, 2017). Für die Praxis können wir aus diesen Befunden ableiten, dass Beziehungsdynamiken (und ggf. der Umgang mit Kindern) als Themen in die Behandlung mit aufgenommen werden sollten.

**Praxisbeispiele**

„Meine wiederkehrenden Wutausbrüche vor Einsetzen der Mens belasten meine Partnerschaft stark. Ich befürchte, dass mein Partner irgendwann die Geduld verliert und mich verlässt.“; „Das Schlimmste ist, dass ich in diesen Tagen meine Kinder viel häufiger anschreie als sonst, obwohl ich mir immer wieder aufs Neue vornehme, ruhig zu bleiben.“; „In den Tagen vor meiner Mens bin ich so viel reizbarer als sonst, ich raste wegen Kleinigkeiten aus und schreie meine Partnerin an. Danach tut es mir so leid.“; „Unsere Partnerschaft leidet sehr, meine Symptome sind eine echte Belastung. Auch sexuell läuft wenig, weil unsere Partnerschaft belastet ist.“; „Prämenstruell habe ich Wassereinlagerungen, meine Brüste spannen und ich habe Schmerzen – auf Sex habe ich dann gar keine Lust.“ ◄

**Soziale und Selbst-Stigmatisierung**

Es gibt verschiedene gesellschaftliche Vorurteile, mit denen Betroffene konfrontiert sind und die sich auf den Leidensdruck und die Symptomwahrnehmung auswirken können (Ussher & Perz, 2013; Weise & Kaiser, 2022). Weit verbreitet sind die Annahmen, dass PMS/PMDS eine Einbildung oder eine Ausrede darstellt, um Verpflichtungen nicht nachkommen zu müssen, oder dass PMS/PMDS-Betroffene sowieso immer gereizt und zickig sind und man sie entsprechend nicht ernst nehmen kann. Fehlendes Verständnis von nahen Bezugspersonen kann die Belastung für Betroffene erhöhen und den Austausch erschweren, umgekehrt scheint ein verständnisvolles Gegenüber zu einer Reduktion der Belastung und zu funktionaleren Bewältigungsstrategien beizutragen (Janda et al., 2019; Ussher & Perz, 2013).

Soziale Stigmatisierung kann zu Selbst-Stigmatisierung führen oder diese verstärken (Sims et al., 2021). Manche Betroffene werten sich selber ab für ihre Einschränkungen oder erwarten von sich, dass sie sich besser „im Griff" haben sollten, was mit Scham-, Schuldgefühlen und Überforderung einhergehen kann (Nayak et al., 2025). Einige Personen erleben sich als Zumutung für ihr Umfeld, was zu sozialem Rückzug und einem Verlust von Ressourcen führt. Schließlich kann die Selbst-Stigmatisierung auch das Selbstbild beeinträchtigen, z. B. wenn Betroffene sich selbst als „hysterische Person" wahrnehmen.

**Praxisbeispiele**

„Mein Chef sprach mich darauf an, dass ich regelmäßig Tage mit geringer Produktivität habe. Als ich ihm von meinen prämenstruellen Symptomen erzählte, meinte er, dass er nicht an PMS glaube, andere Frauen würden mit ihren Zyklusbeschwerden schließlich auch zurechtkommen."; „Ich sage lieber nichts, sonst heißt es wieder ich bin zickig"; „Ich habe versucht, stets voll leistungsfähig zu sein bei der Arbeit und habe auch bei der Planung von Kundenterminen keine Rücksicht auf meinen Zyklus genommen. Das hat regelmäßig dazu geführt, dass ich mich komplett überfordert gefühlt habe in der prämenstruellen Phase und ich ständig weinen musste." „Ich habe mir ständig gesagt, stell dich nicht so an, alle haben Zyklusbeschwerden. Diese selbstabwertende Haltung hat es noch schlimmer gemacht."; „Ich denke ich bin mit meinen Launen eine sehr anstrengende Person für andere, dafür schäme ich mich." ◄

**Allgemeines Funktionsniveau**

Prämenstruelle Symptome können sich negativ auf die Arbeitsfähigkeit auswirken: Die Produktivität bei der Arbeit ist an symptomatischen Tagen häufig beeinträchtigt, und es kann zu vermehrten Absenzen in Folge der Symptome kommen. Heinemann und Kollegen (2010) berichten, dass 70 % von Personen mit mittleren bis schweren prämenstruellen Symptomen an mehr als 2 Tagen (innerhalb von 2 Menstruationszyklen) in ihrer Produktivität beeinträchtigt sind und rund 14 % mehr als 8 h pro Monat bei der Arbeit fehlen. Betroffene Menschen sind häufiger überfordert mit den beruflichen Anforderungen, was zu vermehrten Stellenwechseln, einem geringeren Arbeitspensum, oder zur Entscheidung gegen eine höhere Ausbildung führen kann (Hardy & Hardie, 2017; Loukzadeh et al., 2024; Osborn et al., 2020). Zudem kann es auch zu Ausfällen oder Problemen im Umgang mit Alltagsaufgaben oder sozialen Aktivitäten kommen. Personen mit Kindern können an symptomatischen Tagen ihre Verpflichtungen in der Kinderbetreuung schlechter wahrnehmen (siehe auch Abschnitt Partnerschaft, Familie und Sexualität in diesem Kapitel), was für betroffene Familien zur Belastung werden kann (Osborn et al., 2020).

**Praxisbeispiele**

„Prämenstruell kann ich mich viel schlechter konzentrieren bei der Arbeit und bin weniger effizient, ich versuche das danach wieder zu kompensieren, aber es ist anstrengend.“; „Wenn ich einigermaßen gut durch meine prämenstruellen Tage kommen möchte, muss ich gut zu mir schauen in dieser Zeit. Das bedeutet aber auch, dass dann beruflich und privat einiges liegen bleibt.“; „An den symptomatischen Tagen kann ich nicht gut für unsere Kinder sorgen, meine Partnerin muss dann vieles übernehmen. Das belastet unsere Familie.“; „Ich habe mich gegen eine weitere Ausbildung entschieden, ich glaube, ich schaffe das nicht mit meinen wiederkehrenden Symptomen.“ ◄

**Medizinische Behandlung**

Häufig werden Symptome von Fachpersonen nicht von Beginn an korrekt diagnostiziert (Latenzzeit) und Behandlungen entsprechend spät eingeleitet (Nayman et al., 2022). Betroffene fühlen sich mit ihren Beschwerden dadurch alleingelassen oder nicht ernst genommen, oder sie suchen aufgrund von Selbst-Stigmatisierung keine Behandlung auf (wie oben ausgeführt wurde). Beides trägt dazu bei, dass sie oft über lange Zeit ohne passende Behandlung bleiben (Brown et al., 2024; Nayak et al., 2025). Pharmakologische Behandlungen mit selektiven Serotonin-Wiederaufnahmehemmern (SSRI) oder hormonellen Kontrazeptiva (Abschn. 3.4) bringen das Risiko von ungewollten Nebenwirkungen mit sich. Manche Betroffene berichten, dass sie sich von Behandelnden dazu gedrängt fühlten, diese einzunehmen, oder dass sie nur unzureichend über Risiken und Nebenwirkungen aufgeklärt wurden (Nayak et al., 2025). Manchmal müssen verschiedene Präparate ausprobiert werden bis ein passendes gefunden wird, was belastend sein kann.

**Praxisbeispiele**

„Ich hatte lange das Gefühl, dass meine Beschwerden von meiner Gynäkologin nicht ernst genommen und als psychisch bedingte Belastungen eingeordnet wurden.“; „Mein Hausarzt schickte mich zur Psychiaterin, diese meinte, ich habe Depressionen. Erst viel später hat eine andere Therapeutin eine PMDS diagnostiziert.“; „Meine Ärztin verschrieb mir eine Pille im Langzyklus. Das half zu Beginn ein wenig, nach einer Weile jedoch fühlte ich mich wieder wie vorher und setzte die Pille wieder ab. Es dauerte lange, bis wir die richtige Medikation gefunden haben.“ ◄

## 3.3 Exploration, Screening & Diagnostik

Da die Belastungen, die Verläufe, der soziale Kontext und die Ressourcenlage interindividuell sehr unterschiedlich sein können, sollten Exploration, Screening und Diagnostik sorgfältig durchgeführt werden. Das so erarbeitete individuelle Fallverständnis gewährleistet eine individuelle und gezielte Behandlungsplanung.

**Exploration**

*Allgemeine gynäkopsychologische Exploration.* Um den Gesamtkontext und mögliche Vulnerabilitäten zu erfassen, sollte eine allgemeine gynäkopsychologische Exploration durchgeführt werden (Abschn. 2.4). Hinweise für die spezifische Exploration im Zusammenhang mit PMS/PMDS finden sich im Folgenden.

*Betroffene Lebensbereiche, aktuelle Belastung & Folgen.* Wir empfehlen die Exploration der aktuellen Belastung anhand der oben beschriebenen häufig auftretenden biopsychosozialen Belastungen und Folgen vorzunehmen (Abschn. 3.2). Dabei sollte auf die Zyklusabhängigkeit der explorierten Themen geachtet werden: Welche Belastungen bestehen nur an symptomatischen Tagen? Welche Belastungen zeigen sich auch an symptomfreien Tagen? Um ein vollständiges Bild der Belastungen zu erhalten, kann es sinnvoll sein, Termine sowohl an symptomatischen als auch an symptomfreien Tagen zu vereinbaren. Zusätzlich empfehlen wir den Einsatz eines Zyklustagebuchs, um eine retrospektive Verzerrung der Einschätzung der Symptomatik zu vermeiden (siehe dazu auch Abschn. 3.3). Basierend auf der Exploration der Symptome und den damit einhergehenden Belastungen können Therapieschwerpunkte festgelegt werden oder Themenbereiche definiert werden, die in eine laufende psychotherapeutische Behandlung integriert werden.

*PMS/PMDS spezifische Anamnese & bisherige Behandlungsversuche.* Manche Personen leiden bereits seit der Menarche unter prämenstruellen Symptomen, bei anderen treten diese erst später im Leben erstmalig auf oder verändern sich im Verlauf. Wenn die Symptome schon länger bestehen, haben Betroffene manchmal schon einen längeren, teilweise auch frustrierenden Weg auf der Suche nach passenden Behandlungsoptionen hinter sich. Den bisherigen Verlauf der Symptome und Behandlungsversuche zu erfragen ist wichtig, um die Therapieplanung auf die individuelle Situation einer Person abzustimmen. Die Ausprägung der prämenstruellen Symptome kann von Zyklus zu Zyklus variieren. Daher sollte exploriert werden, welche Faktoren die Symptomstärke beeinflussen.

*Vulnerabilitäten und aktuelle Stressoren.* Dem Vulnerabilitäts-Stress-Modell folgend können prämenstruelle Symptome auf bereits vorliegende (körperliche und psychische) Beschwerden bzw. Vulnerabilitäten einwirken und damit zur Entstehung oder Verstärkung (Exazerbation) einer Störung beitragen. Es ist deshalb wichtig, auch andere psychische und körperliche Vulnerabilitäten oder Stressquellen in der Anamnese zu erfragen (analog zu einem allgemeinen psychotherapeutischen Erstgespräch): Gibt es abgesehen von PMS/PMDS weitere behandlungsbedürftige Symptome oder Vulnerabilitäten? In welchem Zusammenhang stehen sie mit der prämenstruellen Symptomatik? Sind sie unabhängig davon, verstärken sie diese oder sind sie eher eine Folge der prämenstruellen Symptome?

*Systemische Einordnung*: Welche Entwicklungsaufgaben stellen sich der Person (auch unabhängig von der aktuellen Symptomatik)? Welche nahen Bezugspersonen hat die Indexperson (z. B. Kinder, Beziehungsperson)? Wie wirkt die PMS/PMDS-spezifische Belastung auf diese Beziehungen?

*Ressourcen.* Für die Behandlungsplanung ist es wichtig, neben den Belastungen auch die Ressourcen zu explorieren, um vorhandene Ressourcen zu nutzen/stärken und fehlende Ressourcen aufzubauen. Welche Ressourcen helfen bei der Bewältigung der Belastung durch prämenstruelle Symptome? Welche Ressourcen haben sich eventuell über die Zeit hinweg verändert (z. B. Abnahme der partnerschaftlichen Unterstützung, zunehmend geringeres Verständnis des Arbeitgebers)?

**Screening**

Für die Erfassung der Belastung und der Ressourcen in verschiedenen relevanten Bereichen empfehlen wir folgende gut validierte und praktisch einsetzbare Fragebögen. Für ein genaues Verständnis über eine Zeitspanne hinweg können die Messungen im Verlauf einer Psychotherapie wiederholt werden. Da die Ausprägung der PMS/PMDS-Symptome zyklusabhängig stark variiert und das Gesamtbefinden beeinflusst, sollte diese beim Ausfüllen der Fragebögen miterhoben werden und in die Interpretation der Werte einfließen.

*Prämenstruelle Symptome.* Für die Erfassung der prämenstruellen Symptomatik kann das Screening-Instrument für Prämenstruelle Symptome (SIPS, Bentz et al., 2011) mit 19 Items oder der PMS-Fragebogen (Ditzen et al., 2011) mit 30 Items eingesetzt werden. Die Exploration der Symptome im Gespräch und der Einsatz der genannten Fragebögen ist jedoch nicht ausreichend für eine Diagnosestellung, da die retrospektive Erhebung von Symptomen ein hohes Risiko für falsch-positive Ergebnisse birgt. Für die Bestätigung einer PMS/PMDS sollte ein Symptomtagebuch während mindestens zwei symptomatischen Zyklen geführt werden (Nayman et al., 2022; Takeda, 2023). Solche Zyklustagebücher sind im Internet kostenlos verfügbar. Empfehlenswert ist z. B. das Zyklustagebuch von Dorn und Kolleginnen, das heruntergeladen werden kann (Informationen zum Zugang finden sich bei den Literaturangaben).

*Allgemeine psychische Belastung.* Wir empfehlen, die Screening-Fragebögen einzusetzen, die Sie üblicherweise in der psychotherapeutischen Praxis im Rahmen der Diagnostik verwenden. Zu den gut validierten Screening-Fragebögen gehört zum Beispiel der „Brief Symptom Inventory" (BSI; Franke, 2000).

*Ressourcen.* Der Fragebogen zur Erfassung von Ressourcen und Selbstmanagementfähigkeiten (FERUS; Jack, 2007) kann in der Praxis gut eingesetzt werden. Folgende Ressourcenbereiche werden erhoben: Veränderungsmotivation, Coping, Selbstbeobachtung, Selbstwirksamkeit, Selbstverbalisation, Hoffnung und soziale Unterstützung.

*Partnerschaftsqualität.* Für die Erhebung der Partnerschaftsqualität empfehlen wir den Partnerschaftsfragebogen (PFB; Hahlweg, 2016), der die subjektive Partnerschaftsqualität in den Bereichen Gemeinsamkeit/Kommunikation, Zärtlichkeit und Streitverhalten erfasst. Für eine Erfassung der partnerschaftlichen Unterstützung kann das Dyadic Coping Inventory (DCI; Bodenmann, 2008) eingesetzt werden.

**Diagnostik**

*Definitionskriterien PMS.* Wie bereits erwähnt, gibt es keine allgemein anerkannten Kriterien für die Diagnose von PMS. Die International Society for Premenstrual Disorders definiert PMS folgendermaßen: Auftreten mindestens eines körperlichen oder psychischen Symptoms (für eine Übersicht möglicher Symptome siehe Abschn. 3.1), das zyklisch in der Lutealphase auftritt, nach der Menstruation und bis zum Eisprung nicht vorhanden ist und zu signifikanten Beeinträchtigungen im Alltag führt (O'Brien et al., 2011). In der ICD-10 können prämenstruelle Beschwerden unter dem medizinischen Klassentitel N (Krankheiten des Urogenitalbereichs) als N94.3 kodiert werden, wobei für eine Kodierung das Auftreten eines prämenstruellen körperlichen oder psychischen Symptoms reicht, ohne dass dies mit einer Beeinträchtigung im Alltag einhergehen muss. In der ICD-11 kann PMS unter GA34.40 als prämenstruelles Spannungssyndrom kodiert werden und ist ebenfalls dem Kapitel der gynäkologischen Störungen zugeordnet.

*Diagnosekriterien PMDS.* In der ICD-10 kann PMDS als sonstige näher bezeichnete affektive Störung (F38.8) kodiert werden, es werden jedoch keine spezifischen Diagnosekriterien aufgeführt. In der ICD-11 wird die prämenstruelle dysphorische Störung den gynäkologischen Störungen zugeordnet (GA34.41), wobei im Kapitel der depressiven Störungen ein Querverweis auf PMDS vermerkt ist. Die Kriterien für PMDS nach ICD-11 sind in Tab. 3.1 aufgelistet.

Im DSM-V wird PMDS den depressiven Störungen zugeordnet. Das DSM-V definiert PMDS sehr ähnlich wie die ICD-11, jedoch werden die Symptome noch detaillierter aufgelistet. Zudem wird für die Diagnose eine Mindestanzahl von 5 Symptomen gefordert, wobei mindestens eines davon ein affektives Leitsymptom sein muss (für einen Überblick über den Vergleich von ICD-11 und DSM-V Kriterien siehe z. B. Nayman et al., 2022).

*Differenzialdiagnose.* Differenzialdiagnostisch ist die prämenstruelle Exazerbation (PME) abzugrenzen, bei der die Symptome einer anderen psychischen Störung durchgängig vorhanden sind und sich prämenstruell verstärken. Im Gegensatz dazu bilden sich die Symptome von PMS/PMDS nach Beginn der Menstruation zurück, sodass die erste Zyklushälfte weitgehend symptomfrei ist. Dabei ist jedoch zu beachten, dass PMS/PMDS durchaus komorbid zu einer anderen psychischen Störung vorhanden sein kann (Kühner & Nayman, 2025). Bei starken körperlichen Beschwerden ist es empfehlenswert, in einer medizinischen Abklärung mögliche Differenzialdiagnosen wie z. B. Dysmenorrhoe oder Endometriose zu klären (Nayman et al., 2022). PMS/PMDS ähnliche Symptome können auch durch Hormontherapien oder die Einnahme von Kontrazeptiva ausgelöst werden, was differenzialdiagnostisch zu beachten ist. Auch die Abgrenzung zu perimenopausalen Symptomen ist wichtig, wobei sich die Beschwerden in der Perimenopause überlagern können und PMDS überzufällig häufig mit depressiven Symptomen in der Perimenopause einhergeht (Kühner & Nayman, 2025).

**Tab. 3.1** ICD-11 Kriterien für die Prämenstruelle Dysphorische Störung. (GA34.41)

| |
|---|
| Während der Mehrzahl der Menstruationszyklen im vergangenen Jahr ist ein Muster von affektiven, somatischen oder kognitiven Symptomen vorhanden, das einige Tage vor dem Einsetzen der Menses beginnt, sich innerhalb weniger Tage nach dem Einsetzen der Menses verbessert und innerhalb von etwa einer Woche nach Einsetzen der Menses nahezu oder gänzlich remittiert. |
| Der zeitliche Zusammenhang der Symptome mit der Luteal- und Menstruationsphase sollte idealerweise durch ein prospektives Symptomtagebuch während mindestens zwei symptomatischer Zyklen bestätigt werden. |
| Die Symptome beinhalten:<br>- Mindestens ein affektives Symptom wie Stimmungslabilität, Gereiztheit, depressive Verstimmung oder Angst<br>- Zusätzliche somatische oder kognitive Symptome wie Lethargie, Gelenkschmerzen, Überessen, Hypersomnie, Brustspannen, Schwellung der Extremitäten, Konzentrationsschwierigkeiten oder Vergesslichkeit |
| Die Symptome sind nicht besser erklärbar durch eine andere psychische Störung (z.B. affektive Störung, Angststörung). |
| Die Symptome sind keine Manifestation einer medizinischen Erkrankung (z.B. Endometriose, Polyzystisches Ovarialsyndrom, Erkrankungen des Nebennierensystems, Hyperprolaktinämie) und sind weder substanz- oder medikamenteninduziert (z.B. durch Hormonbehandlung, Alkohol) noch rückführbar auf Entzugserscheinungen (z.B. durch Stimulanzien). |
| Die Symptome führen zu erheblichem Leidensdruck oder deutlichen Beeinträchtigungen in persönlichen, familiären, sozialen, schulischen, beruflichen oder anderen wichtigen Funktionsbereichen. |

Anmerkung. Es gibt noch keine definitive deutsche Übersetzung der ICD-11. Die englische Version ist einsehbar unter icd.who.int/browse/2025-01/mms/en. Die hier verwendete vorläufige deutsche Übersetzung ist in Nayman et al. (2022) einsehbar.

## 3.4 Behandlungsmöglichkeiten

### 3.4.1 Psychotherapeutische Interventionen

Im Folgenden wird die Evidenz psychotherapeutischer Interventionen für die Behandlung von prämenstruellen Beschwerden zusammengefasst. Für eine individuelle und integrative psychotherapeutische Behandlung empfehlen wir die Exploration und Berücksichtigung sämtlicher biopsychosozialen Belastungen und Folgen (Abschn. 3.2). Konkrete und praktische Inputs für Interventionen in der psychotherapeutischen Behandlung finden sich im letzten Kapitel (Kap. 8).

In den Leitlinien des American College of Obstetricians and Gynecologists (ACOG) wird bei PMS/PMDS eine multimodale Behandlung aus medizinischen, alternativmedizinischen und psychotherapeutischen Behandlungsmöglichkeiten empfohlen (American College of Obstetricians and Gynecologists (ACOG), 2023). Psychotherapeutische Interventionen für die Behandlung von PMS/PMDS wurden in den letzten Jahren zunehmend erforscht, wobei jedoch noch weiterer Forschungsbedarf für qualitativ hochwertige randomisiert-kontrollierte Interventionsstudien besteht (Kühner & Nayman, 2025). Vor allem für kognitiv-verhaltenstherapeutische (KVT) Ansätze gibt es mittlerweile erste Übersichtsarbeiten, welche ihre Wirksamkeit belegen. Es konnte gezeigt werden, dass KVT Interventionen die Symptomstärke, die Belastung durch prämenstruelle Symptome und die Lebensqualität bessern können (Han et al., 2019; Kancheva Landolt & Ivanov, 2021).

KVT Ansätze beinhalten in der Regel Interventionen zur Veränderung dysfunktionaler Kognitionen in Zusammenhang mit prämenstruellen Symptomen und deren Bewältigung (z. B. negative Attributionen zu prämenstruellen Symptomen, selbstabwertende Gedanken), zur Verbesserung der Stressbewältigung (inkl. Vermittlung von Entspannungstechniken) und zur Förderung eines gesünderen Lebensstils (Sport und Ernährung). Verschiedene Autoren plädieren dafür, Akzeptanz- und Achtsamkeitsbasierte Interventionen vermehrt anzuwenden um die Akzeptanz gegenüber zyklusbedingten Veränderungen zu stärken und dysfunktionale Emotionsregulationsstrategien (z. B. hohe Selbstaufmerksamkeit, Rumination) zu mindern (Kühner & Nayman, 2025). Eine Stärkung der Akzeptanz der körperlichen Veränderungen kann den Leidensdruck durch die körperlichen Symptome verringern (Ussher & Perz, 2017). Es gibt erste Hinweise auf die Wirksamkeit eines reinen achtsamkeitsbasierten Trainings zur Behandlung prämenstrueller Symptome (z. B. Şener Çetin & Şolt Kırca, 2023). Insbesondere bei hoher Anspannung und starken Affekten kann die Erarbeitung von Skills, wie sie z. B. in der Dialektisch-Behavioralen Therapie vermittelt werden, sinnvoll sein (Kühner & Nayman, 2025).

Wir erleben immer wieder, dass hilfreiche Strategien während der prämenstruellen Phase deutlich schwerer erlernt und umgesetzt werden können, Forschungsbefunde unterstützen diese Beobachtung (Kühner & Nayman, 2025). In der Psychotherapie sollte deshalb das Erlernen neuer Bewältigungsstrategien in der ersten Zyklushälfte, und die Umsetzung dieser in der zweiten Zyklushälfte erfolgen.

Es gibt Hinweise darauf, dass paartherapeutische Interventionen im Vergleich zu einzeltherapeutischer KVT einen zusätzlichen positiven Effekt auf die Partnerschaft haben können (Ussher & Perz, 2017). Da die Art der Unterstützung von Beziehungspersonen einen maßgeblichen Einfluss auf die prämenstruellen Beschwerden hat (Ussher & Perz, 2017; Brown et al., 2024), empfehlen wir, Beziehungspersonen in die Behandlung miteinzubeziehen und spezifische paartherapeutische Interventionen zur Stärkung der Kommunikation und gegenseitigen Unterstützung durchzuführen (siehe Kap. 8).

### 3.4.2 Medizinische und alternativmedizinische Behandlungsmöglichkeiten

Die folgende kurze Zusammenfassung medizinischer und alternativmedizinischer Behandlungsmöglichkeiten stützt sich, sofern nicht anders angegeben, auf das medizinische Grundlagewerk von Segerer (2021).

**Antidepressive Medikation**

Selektive Serotonin-Wiederaufnahmehemmer (SSRIs) zeigen eine gute Wirkung – im Vergleich zu rein affektiven Störungsbildern tritt die Wirkung bei Vorliegen von prämenstruellen Beschwerden rascher ein. Daher können SSRIs bei PMS/PMDS je nach Ausprägung und Art der Symptomatik auch nur intermittierend eingenommen werden (in der zweiten Zyklushälfte an den symptomatischen Tagen).

**Hormonelle Therapie**

Eine weitere Option stellt die Unterdrückung des Eisprungs mittels hormoneller Therapie dar. Die Evidenz zeigt, dass kombinierte hormonelle Kontrazeptiva (mit Östrogen und Gestagen) mit kurzem hormonfreiem Intervall oder mit kontinuierlicher Einnahme prämenstruelle Symptome lindern. Zudem liegen Hinweise zur Wirksamkeit von transdermal appliziertem Östradiol und zur Einnahme des androgenen Steroids Danazol vor (beide mit dem Ziel Unterdrückung des Eisprungs), die Datenlage dazu ist jedoch eher gering.

Bei schweren Fällen und unzureichender Wirksamkeit der oben beschriebenen Behandlungen können Gonadotropin Releasing Hormon (GnRH)-Analoga zur Unterdrückung des Zyklus und Erzeugung der künstlichen Wechseljahre eingesetzt werden. Dies jedoch nach sorgfältiger Abwägung der damit verbundenen Risiken und Nebenwirkungen (z. B. Osteoporose, kardiovaskuläre Erkrankungen, menopausale Beschwerden). Es wird empfohlen, zusätzlich eine Add-back-Hormonersatztherapie zu verabreichen (zusätzliche Gabe von Hormonen zur Reduktion der Nebenwirkungen).

**Chirurgische Interventionen**

Als letzte Behandlungsoption kann eine beidseitige Entfernung der Eierstöcke und ggf. auch der Gebärmutter erwogen werden. Das führt jedoch zu einem vorzeitigen Eintritt der Menopause mit all den damit verbundenen Risiken (z. B. Osteoporose, kardiovaskuläre Störungen) und Beschwerden.

**Weitere und nicht-medizinische Ansätze**

Es gibt Empfehlungen, dass eine ausgewogene Ernährung, regelmäßige Bewegung, der Verzicht auf Alkohol und Nikotin, sowie eine gute Schlafhygiene zu einer Verbesserung der Symptome beitragen kann. Zudem gibt es Hinweise für die Wirksamkeit von Agnus castus (Mönchspfeffer), Calcium und Vitamin B6, Magnesium und Ginkgo biloba. Auch wenn die wissenschaftliche Evidenz hierfür begrenzt ist, berichten viele Personen von guter Wirksamkeit.

Kühner und Nayman (2025) machen Empfehlungen, in welcher Reihenfolge die verschiedenen Behandlungsoptionen eingesetzt werden sollen: Zuerst sollen ein gesunder Lebensstil etabliert, Selbsthilfestrategien erlernt und Phytotherapie empfohlen werden. Bei fehlender Wirkung kommen KVT und/oder eine pharmakologische Behandlung mit SSRIs oder kombinierten Kontrazeptiva zum Einsatz. Tritt keine Besserung ein, sollen Gonadotropin Releasing Hormon (GnRH)-Analoga und, falls diese nicht wirksam sind, als ultima ratio, chirurgische Interventionen erwogen werden.

## Literatur


American College of Obstetricians and Gynecologists (ACOG). (2023). Management of premenstrual disorders. Clinical practice guideline no. 7. *Obstetrics & Gynecology, 142*(6), 1516–1533.

Bedding, T., & Kühner, C. (2017). Aktuelle Aspekte zur Prämenstruellen Dysphorischen Störung – Ein Überblick. *PPmP-Psychotherapie Psychosomatik Medizinische Psychologie, 67*(12), 504–513.

Bentz, D., Steiner, M., & Meinlschmidt, G. (2011). Screening-Instrument für Prämenstruelle Symptome (SIPS) Die deutsche Version des ‚Premenstrual Symptoms Screening Tool (PSST)' zur Erfassung klinisch relevanter prämenstrueller Beschwerden. *Nervenarzt, 83*(1), 33–39.

Bodenmann, G. (2008). *Dyadisches Coping Inventar: DCI.* Huber und Hogrefe.

Brown, D., Smith, D. M., Osborn, E., & Wittkowski, A. (2024). The experiences and psychological impact of living with premenstrual disorders: A systematic review and thematic synthesis. *Frontiers in Psychiatry, 15*, 1440690.

Campagne, D. M., & Campagne, G. (2007). The premenstrual syndrome revisited. *European Journal of Obstetrics & Gynecology and Reproductive Biology, 130*(1), 4–17.

Ditzen, B., Nussbeck, F., Drobnjak, S., Spörri, C., Wüest, D., & Ehlert, U. (2011). Validierung eines deutschsprachigen DSM-IV-TR basierten Fragebogens zum prämenstruellen Syndrom. *Zeitschrift für Klinische Psychologie und Psychotherapie, 40*(3), 149–159.

Franke, G. H. (2000). *BSI: Brief Symptom Inventory von LR Derogatis (Kurzform der SCL-90: deutsche Version: Testmappe).* Beltz Test.

Hahlweg, K. (2016). *Fragebogen zur Partnerschaftsdiagnostik (FPD): Partnerschaftsfragebogen PFB, Partnerschaftsfragebogen Kurzform PFB-K, Problemliste PL und Fragebogen zur Lebensgeschichte und Partnerschaft (FLP-R), 2. neu normierte u. erweiterte Aufl.* Hogrefe.

Han, J., Cha, Y., & Kim, S. (2019). Effect of psychosocial interventions on the severity of premenstrual syndrome: A meta-analysis. *Journal of Psychosomatic Obstetrics & Gynecology, 40*(3), 176–184.

Hardy, C., & Hardie, J. (2017). Exploring premenstrual dysphoric disorder (PMDD) in the work context: A qualitative study. *Journal of Psychosomatic Obstetrics & Gynecology, 38*(4), 292–300.

Heinemann, L. A., Do Minh, T., Filonenko, A., & Uhl-Hochgräber, K. (2010). Explorative evaluation of the impact of severe premenstrual disorders on work absenteeism and productivity. *Women's Health Issues, 20*(1), 58–65.

Jack, M. (2007). *FERUS – Fragebogen zur Erfassung von Ressourcen und Selbstmanagementfähigkeiten. Manual.* Hogrefe.

Janda, C., Asbrock, F., Herget, M., Kues, J. N., & Weise, C. (2019). Changing the perception of premenstrual dysphoric disorder-an online-experiment using the stereotype content model. *Women & Health, 59*(9), 967–984.

Kaiser, G., Schormann, A., Kues, J. N., & Weise, C. (2018). Knowledge about positive premenstrual changes and somatosensory amplification increase the report of positive premenstrual changes: An experimental study. *Psychotherapy and Psychosomatics, 87*(4), 237–239.

Kancheva Landolt, N., & Ivanov, K. (2021). Cognitive behavioral therapy-a primary mode for premenstrual syndrome management: Systematic literature review. *Psychology, Health & Medicine, 26*(10), 1282–1293.

Karimiankakolaki, Z., Mahmoodabad, S. S. M., Heidari, F., Gerayllo, S., & Khabiri, F. (2019). The relationship between premenstrual syndrome and women's marital satisfaction. *Journal of Midwifery & Reproductive Health, 7*(2), 1650–1655.

Kühner, C., & Nayman, S. (2025). Prämenstruelle dysphorische Störung. *Die Psychotherapie, 70*, 117–134.

Lee, Y., & Im, E. O. (2016). Stress and premenstrual symptoms in reproductive-aged women. *Health Care for Women International, 37*(6), 646–670.

Leuchtmann, L., & Bodenmann, G. (2017). Interpersonal view on physical illnesses and mental disorders. *Swiss Archives of Neurology, Psychiatry and Psychotherapy, 168*(6), 170–174.

Loukzadeh, Z., Eslamy, N., Dehghan, M., & Mehrparvar, A. H. (2024). The impact of premenstrual disorders on work disruptions among working women: A cross-sectional study. *International Journal of Reproductive BioMedicine, 22*(2), 149.

Nayak, A., Wood, S. N., & Hantsoo, L. (2025). Barriers to diagnosis and treatment for premenstrual dysphoric disorder (PMDD): A scoping review. *Reproductive Sciences, 32*, 1–11.

Nayman, S., Schricker, I. F., & Kühner, C. (2022). Die Prämenstruelle Dysphorische Störung (PMDS): Eine neue Diagnose in der ICD-11. *Psychotherapeut, 02*, 138–147.

O'Brien, P. M. S., Bäckström, T., Brown, C., Dennerstein, L., Endicott, J., Epperson, C. N., et al. (2011). Towards a consensus on diagnostic criteria, measurement and trial design of the premenstrual disorders: The ISPMD Montreal consensus. *Archives of Women's Mental Health, 14*, 13–21.

Okajima, J., & Okajima, I. (2025). Psychological flexibility as a moderator of the association between premenstrual dysphoric disorder, depression, anxiety, positive parenting, and negative parenting: A cross-sectional study. *BioPsychoSocial Medicine, 19*(1), 6.

Osborn, E., Wittkowski, A., Brooks, J., Briggs, P. E., & O'Brien, P. S. (2020). Women's experiences of receiving a diagnosis of premenstrual dysphoric disorder: A qualitative investigation. *BMC Women's Health, 20*, 1–15.

Segerer, S. (2021). Prämenstruelles Syndrom: Diagnostik und Therapie. In S. D. Costa, A. Scharl, P. Stute, & W. Janni (Hrsg.), *Die Gynäkologie*. Springer Reference Medizin. Springer.

Şener Çetin, N., & Şolt Kırca, A. (2023). The effect of a mindfulness-based stress reduction program on premenstrual symptoms: A randomized controlled trial. *Journal of Midwifery & Women's Health, 68*(5), 604–610.

Sims, O. T., Gupta, J., Missmer, S. A., & Aninye, I. O. (2021). Stigma and endometriosis: A brief overview and recommendations to improve psychosocial well-being and diagnostic delay. *International Journal of Environmental Research and Public Health, 18*(15), 8210.

Takeda, T. (2023). Premenstrual disorders: Premenstrual syndrome and premenstrual dysphoric disorder. *Journal of Obstetrics and Gynaecology Research, 49*(2), 510–518.

Ussher, J. M., & Perz, J. (2013). PMS as a gendered illness linked to the construction and relational experience of hetero-femininity. *Sex Roles, 68*, 132–150.

Ussher, J. M., & Perz, J. (2017). Evaluation of the relative efficacy of a couple cognitive-behaviour therapy (CBT) for premenstrual disorders (PMDs), in comparison to one-to-one CBT and a wait list control: A randomized controlled trial. *PLoS One, 12*(4), e0175068.

Weise, C., & Kaiser, G. (2022). *Ratgeber Prämenstruelles Syndrom. Informationen für Betroffene und Angehörige*. Hogrefe.

Westermark, V., Yang, Y., Bertone-Johnson, E., Bränn, E., Opatowski, M., Pedersen, N., et al. (2024). Association between severe premenstrual disorders and change of romantic relationship: A prospective cohort of 15,606 women in Sweden. *Journal of Affective Disorders, 364*, 132–138.

Whisman, M. A. (2007). Marital distress and DSM-IV psychiatric disorders in a population-based national survey. *Journal of Abnormal Psychology, 116*(3), 638.

World Health Organization (WHO). (2019/2021). *International classification of diseases, Eleventh revision (ICD-11)*. https://icd.who.int/browse11. Licensed under Creative Commons Attribution-NoDerivatives 3.0 IGO licence (CC BY-ND 3.0 IGO).

Yonkers, K. A., & Simoni, M. K. (2018). Premenstrual disorders. *American Journal of Obstetrics and Gynecology, 218*(1), 68–74.

## Ratgeber & hilfreiches Material zum Abgeben

### Artikel & Bücher

Dorn, A., Schwenkhagen, A., & Rohde, A. (2023). *PMDS als Herausforderung: Die Prämenstruelle Dysphorische Störung als schwerste Form des PMS*. Kohlhammer.

Kühner, C., & Nayman, S. (2025). Prämenstruelle dysphorische Störung. *Die Psychotherapie, 70*, 117–134.

Weise, C., & Kaiser, G. (2022). *Ratgeber Prämenstruelles Syndrom. Informationen für Betroffene und Angehörige*. Hogrefe.

### Zyklustagebuch zum Download

Das Zyklustagebuch von Dorn und Kolleginnen kann unter folgendem Link heruntergeladen werden: https://pmds.team/#zyklustagebuch. Stand August 2025.

### Fragebogen (PMS/PMDS-spezifische Belastung)

PMS-Fragebogen: Ditzen, B, Nussbeck, F., Drobnjak, S., Spörri, C., Wüest, D., & Ehlert, U. (2011). Validierung eines deutschsprachigen DSM-IV-TR basierten Fragebogens zum prämenstruellen Syndrom. *Zeitschrift für Klinische Psychologie und Psychotherapie, 40*(3), 149–159.

SIPS: Bentz, D., Steiner, M., & Meinlschmidt, G. (2011). Screening-Instrument für Prämenstruelle Symptome (SIPS) Die deutsche Version des ‚Premenstrual Symptoms Screening Tool (PSST)' zur Erfassung klinisch relevanter prämenstrueller Beschwerden. *Nervenarzt, 83*(1), 33–39.

# Endometriose

4

## 4.1 Einführung

**Definition** Endometriose ist eine gutartige Erkrankung, bei der sich gebärmutterschleimhautähnliches bzw. endometriumartiges Gewebe außerhalb der Gebärmutterhöhle ansiedelt. Endometrioseherde können verschiedene Gewebe und Organe im Bauchraum befallen, oberflächlich oder tief infiltrierend in Organe reinwachsen und diese auch beschädigen (Renner & Müller, 2024).

**Prävalenz**

Die Prävalenzangaben in der Literatur schwanken stark und es liegen keine genauen Schätzungen vor. Einerseits, weil Endometriose mild oder asymptomatisch verlaufen kann und dann nur als Zufallsbefund entdeckt wird. Andererseits, weil sie auch bei starken Beschwerden häufig nicht erkannt wird. Die Latenzzeit zwischen dem ersten Auftreten der Symptome und der Diagnosestellung dauert durchschnittlich 7–10 Jahre (Renner & Müller, 2024). Eine aktuelle Übersichtsarbeit schätzt die Prävalenz von Endometriose bei Personen mit weiblichen Geschlechtsorganen im reproduktionsfähigen Alter weltweit auf 16 % und auf 31 % bei Personen mit Infertilität (Moradi et al., 2021). Da Endometriose östrogenabhängig ist, verschwindet sie meistens im Verlauf der menopausalen Transition (Renner & Müller, 2024).

**Ursachen**

Die Pathogenese der Endometriose bleibt bis heute ungeklärt. Folgende Faktoren scheinen mit einem erhöhten Risiko für Endometriose einherzugehen: Frühe erste Periode (Menarche), starke Menstruationsblutung (Hypermenorrhö, Menorrhagie), Zyklusdauer unter 25



M. Yamanaka, L. Eisenegger, *Gynäkopsychologie in der psychotherapeutischen Praxis*, Psychotherapie: Therapiegestaltung & Praxismanagement,
https://doi.org/10.1007/978-3-662-72284-8_4

Tage (Polymenorrhö), Endometriose bei Verwandten ersten Grades und Geburtslosigkeit (Nulliparität).

Es gibt verschiedene Entstehungstheorien für Endometriose – keine kann jedoch vollumfänglich erklären, weshalb es zu Ansammlungen von endometriumartigem Gewebe außerhalb der Gebärmutter kommt. Die Transplantationstheorie geht davon aus, dass Endometrium bei einer retrograden Menstruation in die Bauchhöhle gelangt und sich dort ansiedelt. Die Metaplasie-Theorie nimmt an, dass sich Zellen im Bauchraum fälschlicherweise zu endometriumartigen Zellen entwickeln und dort wachsen. Weiter mögliche Entstehungsfaktoren könnten Veränderungen im Endometrium, der Peristaltik oder immunologische Aspekte sein (Renner & Müller, 2024).

Die Schmerzen bei Endometriose sind multifaktoriell bedingt und können noch nicht vollständig erklärt werden. Zu Beginn einer Erkrankung stehen meist somatische (ausgehend vom Peritoneum oder Beckenwand) oder viszerale Schmerzen (ausgehend von Uterus, Blase oder Darm) im Vordergrund, wobei die viszeralen Schmerzen mit vegetativen Begleitreaktionen (z. B. Übelkeit, Erbrechen) einhergehen können. Mit zunehmender Dauer der Schmerzen setzen zentrale Sensitivierungsmechanismen ein, was in der Regel zur Entwicklung einer niedrigeren Schmerzschwelle respektive einer erhöhten Schmerzwahrnehmung führt. Infolge der erlebten Schmerzen kann es zudem zu Fehlhaltungen kommen, die zu Muskelverspannungen führen und mit weiteren Schmerzen einhergehen (Mechsner, 2023). Eine psychische Belastung scheint ebenfalls zu einer verstärkten Schmerzempfindung beizutragen (Morotti et al., 2017).

**Symptome**

Endometriose kann asymptomatisch sein. Liegen Symptome vor, werden folgende Beschwerden am häufigsten beobachtet: Starke Menstruationsschmerzen (Dysmenorrhö), chronische Unterbauchschmerzen, Schmerzen beim Geschlechtsverkehr (Dyspareunie), Störungen beim Wasserlassen (Dysurie) und beim Stuhlgang (Dyschezie), sowie Infertilität. Zudem werden unspezifischere Begleitsymptome wie Blasen- und Darmbeschwerden, starke Blutungen, Übelkeit/Erbrechen, Magenbeschwerden, Kopfschmerzen, Schwindel, Schmerzen um den Eisprung, unregelmäßige Unterbauchschmerzen, Rückenschmerzen, Ausstrahlung der Schmerzen in die Beine, sowie chronische Erschöpfung berichtet (Mechsner, 2016).

Endometriose ist eine chronische Erkrankung mit unvorhersehbarem Verlauf. So können sich bereits vorhandene Symptome verstärken oder neue Beschwerden dazukommen, auch nach erfolgreichen medizinischen Behandlungen (z. B. Hormonbehandlungen oder operative Eingriffe, Abschn. 4.4.2). Manchmal treten die Schmerzen zyklisch in einer bestimmten Phase des Menstruationszyklus auf, teilweise aber unvorhersehbar schwankend oder chronisch. Die Schmerzen können eine sehr hohe Intensität haben und werden von vielen Betroffenen als unberechenbar erlebt (Young et al., 2015). Interessanterweise besteht kein Zusammenhang zwischen dem Ausmaß der Endometrioseherde und der Schmerzintensität (Renner & Müller, 2024).

Die Beschwerden bei Endometriose äußern sich interindividuell sehr unterschiedlich und werden häufig von psychischen Symptomen begleitet. Endometriose sollte deshalb nicht als rein gynäkologische Erkrankung betrachtet werden (van Stein et al., 2023).

## 4.2 Biopsychosoziale Belastungen und Folgen

Das Vorhandensein, die Ausprägung und Wahrnehmung von Symptomen, sowie der dadurch entstehende Leidensdruck sind interindividuell sehr unterschiedlich und hängen auch von biopsychosozialen Faktoren ab. Diese werden in einer Bubble-Map übersichtlich dargestellt (Abb. 4.1), mit wissenschaftlichem Hintergrund beschrieben und anhand von Beispielen aus der Betroffenenperspektive angereichert. Die Inhalte dieses Kapitels können in der psychotherapeutischen Praxis für die Exploration, die Psychoedukation, das individuelle Fallverständnis und die Therapieplanung genutzt werden.

**Körperliche Aspekte**

Personen mit Endometriose können unter einer Vielzahl von Schmerzen und körperlichen Beschwerden leiden (Abschn. 4.1). Insbesondere die chronisch wiederkehrenden Schmerzen sind für Betroffene sehr belastend (van Barneveld et al., 2022). Da das Auftreten und die Intensität der Schmerzen stark schwanken können und dadurch unvorhersehbar sind, wird die symptomatische Erkrankung als höchst unberechenbar erlebt (Young et al., 2015). Die Belastung durch die Unkontrollierbarkeit der Symptome trägt möglicherweise zu einer negativeren Krankheitsentwicklung bei (van Stein et al., 2023). Betroffene berichten häufig, dass sie sich unwohl fühlen in ihrem Körper, sich für ihren Körper schämen oder sich weniger weiblich und attraktiv fühlen. Das negative Selbstbild kann eine Folge der körperlichen Beschwerden und oder der Nebenwirkungen von medizinischen Behandlungen sein (Abschn. 4.4.2; Geller et al., 2021).

Personen mit Endometriose sind zudem deutlich häufiger von Infertilität betroffen im Vergleich zu Personen ohne Endometriose (Moradi et al., 2021). Bei vorhandenem Kinderwunsch kann das Wissen über das erhöhte Risiko für Infertilität eine zusätzliche Belastung darstellen, und das Erleben einer Infertilität ist mit weiteren infertilitätsspezifischen Begleit- und Folgeerscheinungen assoziiert (Kap. 5).

**Praxisbeispiele**

„Die Schmerzen sind an manchen Tagen unerträglich und setzen mich außer Gefecht!"; „Wenn ich bei der Arbeit bin und spüre, dass die Schmerzen beginnen, kriege ich richtig Panik. Es wird schlimm, wenn ich nicht rechtzeitig reagiere mit der Einnahme von Schmerzmitteln."; „Es dauerte mehrere Jahre, bis ich schwanger wurde. Das war für mich das Schlimmste."; „Jetzt nach der Operation geht es mir recht gut. Aber ich habe Angst, dass die Endometriose wieder so schlimm wird wie vorher."; „Es ist mal so, mal so, ich weiß nie was auf mich zukommt und wann. Diese Unvorhersehbarkeit macht mich fertig!"; „Ich fühle mich unwohl in meinem Körper und schäme mich, vor allem wenn ich diesen Blähbauch habe." ◀

**Psychische Aspekte**

Personen mit Endometriose zeigen im Vergleich zu Personen ohne Endometriose ein schlechteres psychisches Wohlbefinden und erhöhte Raten an psychischen Erkrankungen, insbesondere depressive und Angststörungen (As-Sanie et al., 2024; Chaman-Ara et al.,

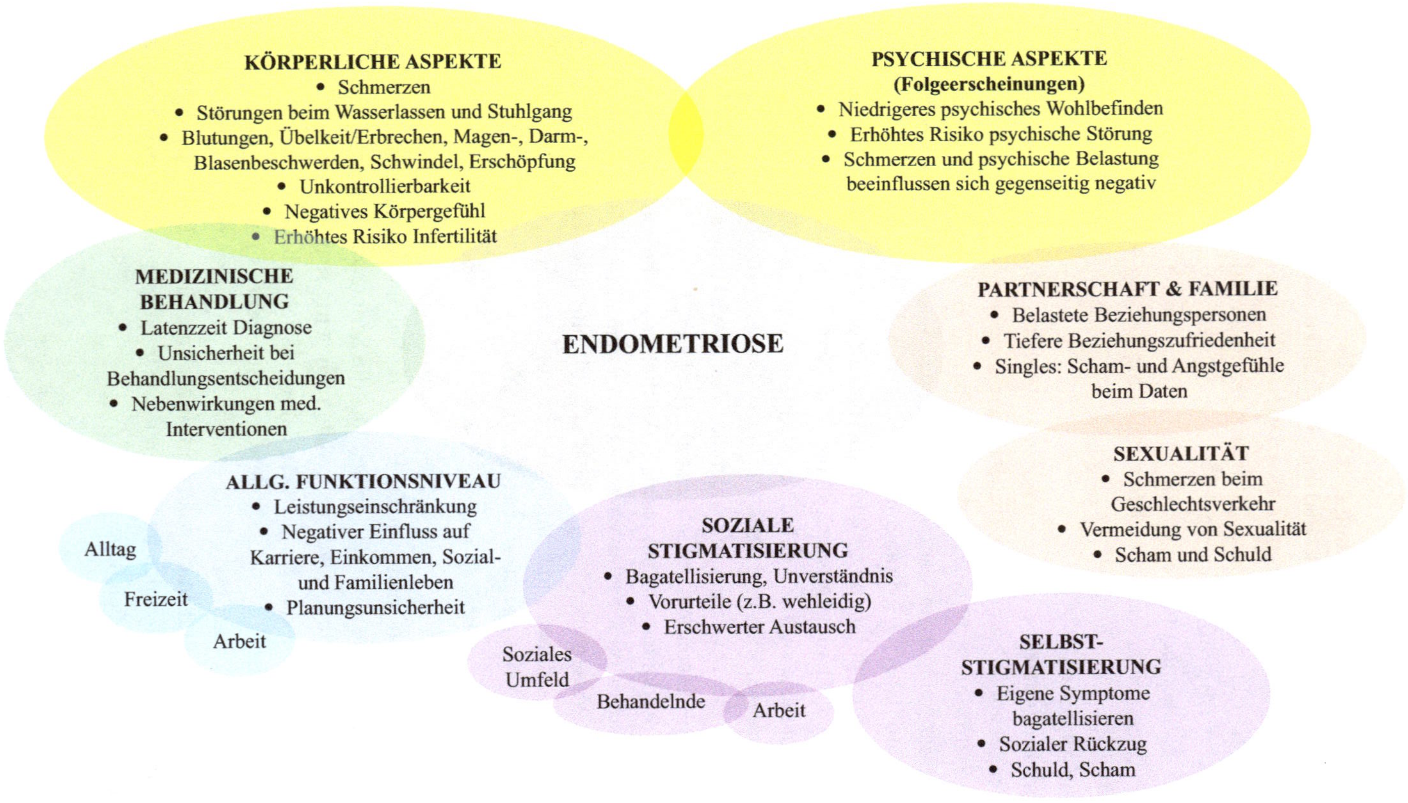


**Abb. 4.1** Biopsychosoziale Belastungen und Folgen bei Endometriose

2017; Gambadauro et al., 2019; Szypłowska et al., 2023). Gemäß einer Übersichtsarbeit gaben 10–86 % Personen depressive Symptome und 10–79 % Angstsymptome an (Van Barneveld et al., 2022). Der allgemeine und gut dokumentierte Zusammenhang zwischen Schmerzintensität und Ausmaß an psychischer Belastung konnte auch bei Personen mit Endometriose gezeigt werden: Je mehr Endometriose-Schmerzen, desto höher die psychische Belastung. Zudem konnte gezeigt werden, dass psychologische und psychosoziale Faktoren wie z. B. Katastrophisieren, eine negative Körperwahrnehmung, wenig soziale Unterstützung und Beziehungsprobleme das psychische Wohlbefinden von betroffenen Personen beeinträchtigen kann (van Barneveld et al., 2022; Kalfas et al., 2022; Pereira et al., 2021; Sullivan-Myers et al., 2021).

Viele Befunde deuten also auf eine komplexe Wechselwirkung der verschiedenen genannten Aspekte hin. So können zum Beispiel Schmerzen oder dysfunktionale Verarbeitungsstile zu einer erhöhten psychischen Belastung beitragen, umgekehrt kann eine erhöhte psychische Belastung aber auch zu verstärkten Schmerzen führen (Morotti et al., 2017). Funktionale emotionale und kognitive Verarbeitungsstile können die erlebte Schmerzintensität verringern und damit wiederum zu einer geringeren psychischen Belastung beitragen (Samami et al., 2023; Kalfas et al., 2022). Aus diesen Befunden kann abgeleitet werden, dass dysfunktionale Verarbeitungsstile und psychosoziale Belastungsfaktoren Inhalte einer Psychotherapie sein sollten.

**Praxisbeispiele**

„Die ewigen wiederkehrenden Schmerzen sind belastend. Ich fühle mich ausgelaugt, leer und habe die Freude an vielen Dingen im Leben verloren.“; „Die Schmerzen waren immer sehr belastend. Irgendwie habe ich aber das Gefühl, dass ich je länger je mehr darunter leide und manchmal sehr erschöpft bin.“; „Meistens komme ich mit all meinen Beschwerden einigermaßen klar. Aber wenn viel los ist bei der Arbeit und dann noch die Kinder schlecht schlafen, werden meine Schmerzen manchmal unerträglich stark und ich bekomme Angstzustände.“; „Seit ich meine Beschwerden mehr akzeptieren kann und weniger über die negativen Folgen grüble, geht es mir etwas besser.“ ◄

### Partnerschaft, Familie und Sexualität

Verschiedene Studien zeigen, dass sich Endometriose negativ auf die Beziehungsqualität, die sexuelle Zufriedenheit und die sexuelle Funktionsfähigkeit auswirken kann (As-Sanie et al., 2024; Norinho et al., 2020; Young et al., 2015). Viele Betroffene erleben Belastungen im sexuellen Bereich, unter anderem aufgrund Schmerzen beim Geschlechtsverkehr (Dyspareunie) oder starken Blutungen (Norinho et al., 2020; van Stein et al., 2023). Dies kann dazu führen, dass Personen weniger häufig Geschlechtsverkehr haben oder ihn ganz vermeiden. Schwierigkeiten in der Sexualität können mit Schuldgefühlen gegenüber der Beziehungsperson oder auch mit Identifikationsproblemen (sich z. B. weniger weiblich zu fühlen) einhergehen (Fritzer et al., 2013). Auch negative Reaktionen der Partnerperson und dysfunktionale Bewältigungsstrategien (z. B. Katastrophisieren) können die subjektiv erlebte Belastung im Bereich der Sexualität verstärken (van Stein et al., 2023).

Studien zeigen, dass sich auch Männer mit betroffenen Partnerinnen in ihrem psychischen Wohlbefinden und in der Lebensqualität beeinträchtigt fühlen (Facchin et al., 2020). Dabei scheinen sich die Belastungen der beiden Beziehungspersonen gegenseitig zu beeinflussen (Schick et al., 2022).

Es gibt durchaus Unterschiede darin, wie stark sich Paare durch Endometriose belastet fühlen: Wissen und Interesse der Beziehungsperson (bezüglich Endometriose) scheint mit einer höheren Beziehungszufriedenheit und besserer partnerschaftlicher Bewältigung zusammen zu hängen (Facchin et al., 2021). Wenn ein guter gemeinsamer Umgang der Erkrankung gelingt, kann die herausfordernde Lebenssituation sogar eine Möglichkeit für die Entwicklung einer stabileren und tieferen Beziehung sein (Norinho et al., 2020; van Stein et al., 2023). Auch bei Personen ohne Partnerschaft hat Endometriose einen Einfluss auf das Beziehungsleben. Betroffene berichten zum Beispiel, dass sie in Dating-Situationen häufig Scham oder Angstgefühle erleben (z. B. über Schmerzen beim Sex sprechen zu müssen, abstoßend zu wirken, eine Belastung zu sein). Einige Betroffene berichten, dass sie Schmerzen beim Sex lieber stillschweigend ertragen, anstatt darüber sprechen zu müssen (van Stein et al., 2023).

Ähnlich wie bei anderen chronischen Erkrankungen ist es auch bei Endometriose zentral, die Auswirkungen der Erkrankung auf die Partnerschaft und den partnerschaftlichen Umgang damit in der Behandlungsplanung zu berücksichtigen (Leuchtmann & Bodenmann, 2017).

**Praxisbeispiele**

„Mein neuer Freund fühlt sich von mir abgewiesen, weil Sex kaum möglich ist wegen den Schmerzen. Es ist echt schwer, eine lustvolle Intimität aufzubauen!“; „Meine Partnerin und ich haben uns beide über die Erkrankung informiert und darüber gesprochen, was wir beide brauchen, um damit umgehen zu können. Das war echt hilfreich!“; „Ich fühle mich von meinem Partner allein gelassen in der Bewältigung der Krankheit. Das macht alles noch viel schwieriger.“; „Ich habe vollstes Verständnis für die Schmerzen meiner Frau. Aber diese Tage sind für mich auch sehr anstrengend, wenn ich den Haushalt und die Kinderbetreuung alleine stemmen muss.“; „Wenn ich nein sage zum Sex fühle ich mich schuldig und schlecht, weil ich ja meine Partnerin zurückweise.“ ◀

### Soziale und Selbst-Stigmatisierung

Betroffene erleben immer wieder soziale Stigmatisierung dadurch, dass ihre Beschwerden von ihrem privaten und beruflichen Umfeld, sowie auch von medizinischen Ansprechpersonen nicht ernst genommen oder sogar bagatellisiert werden. Die dadurch entstehende Belastung kann dazu führen, dass sich betroffene Personen aus ihrem sozialen Umfeld zurückziehen und medizinische Fachpersonen meiden (Kalfas et al., 2022; Sims et al., 2021). Unverständnis kann auch zu erschwertem Austausch und zu Konflikten bei der Arbeit und im privaten Umfeld führen, z. B. wenn eine betroffene Person ausfällt und ihr dann vorgehalten wird, Endometriose als Ausrede zu nutzen um einer Verpflichtung zu entgehen.

Soziale Stigmatisierung kann zu Selbst-Stigmatisierung führen oder diese verstärken. Betroffene Personen zweifeln häufig selber an ihrer Wahrnehmung und denken, sie seien einfach zu wehleidig (Sims et al., 2021). Scham- und Schuldgefühle treten häufig auf, wenn Erwartungen aus dem sozialen Umfeld symptombedingt nicht erfüllt werden können. Negative Selbst-Bewertungen tragen zur Überforderung bei, z. B. aufgrund von unrealistischen Leistungserwartungen oder fehlender Anpassung an die Symptomatik (Geller et al., 2021; Roomaney & Kagee, 2018). In der Psychotherapie stellen Belastungen aufgrund von sozialer und Selbst-Stigmatisierung zentrale Themen dar.

**Praxisbeispiele**

„Als ich meinem Freund von meinen unerträglichen Schmerzen erzählte, sagte er, es haben doch alle Menstruationsschmerzen, das sei doch normal.“; „Meine Freunde vom Sport fragen immer wieder, ob ich nicht doch kommen könne, vielleicht tue es ja gut. Dabei habe ich bereits mehrfach erklärt, dass Sport meine Schmerzen verstärkt. Es ist bestimmt gut gemeint, aber ich fühle mich nicht gehört.“; „Einmal hörte ich einen Arbeitskollegen zu einem anderen sagen, dass er nicht verstehe, wieso ich regelmäßig wegen Menstruationsbeschwerden ausfalle. Seine Freundin könne schließlich auch normal weiterarbeiten wenn sie ihre Tage habe. Das tat weh.“; „Ich fühle mich schuldig, wenn ich zu Hause mehrere Tage kaum Haushaltsarbeiten übernehmen kann, alle anderen können das doch auch.“ ◀

**Allgemeines Funktionsniveau**

Endometriose-Betroffene erleben häufig Leistungseinschränkungen bei der Arbeit, z. B. in Form von Tagen mit deutlich reduzierter Produktivität oder Fehltagen (As-Sanie et al., 2024). In einer Studie von Fourquet und Kollegen (2011) gaben Betroffene an, in Wochen mit starken Symptomen etwa einen Tag bei der Arbeit zu fehlen. Leistungseinschränkungen können mit schlechteren Karrierechancen oder sogar Jobverlust einhergehen. Mit den genannten berufsbezogenen Folgen geht auch ein höheres Risiko für Einkommensausfälle einher, was für Betroffene und ihre Familien eine zusätzliche Belastung darstellen kann (Chaman-Ara et al., 2017; Norinho et al., 2020; Young et al., 2015).

Auch im Privatleben kommt es häufig zu Einschränkungen. Alltagstätigkeiten (z. B. Haushalt, Kinderbetreuung) können an Tagen mit starken Symptomen nicht oder weniger gut ausgeführt werden, was Auswirkungen auf Kinder, Familien und das soziale Umfeld haben kann (As-Sanie et al., 2024; Norinho et al., 2020). Auch das Sozialleben und Freizeitbeschäftigungen können beeinträchtigt sein, indem Betroffene an symptomatischen Tagen nicht an sozialen Anlässen teilnehmen oder Hobbies ausführen können und ihre Pläne symptomorientiert anpassen (Culley et al., 2013; Young et al., 2015). Angst vor unkontrollierbaren Symptomen, die Sorge, vielleicht doch kurzfristig wieder absagen zu müssen, oder auch erlebtes Unverständnis aus dem Umfeld führen häufig dazu, dass Betroffene erst gar keine sozialen Aktivitäten mehr planen (Planungsunsicherheit; van Stein et al., 2023). Die verringerten sozialen und Freizeit-Aktivitäten stellen einen Ressourcenverlust dar, der das Risiko einer psychischen Belastung erhöhen kann.

**Praxisbeispiele**

„Meine Vorgesetzte hat mir aufgrund meiner vielen Fehltage eine Pensum-Reduktion nahegelegt, das kann ich mir finanziell aber eigentlich nicht leisten.“; „Mein Arbeitgeber ist über meine Erkrankung informiert. Gemeinsam haben wir meine Arbeitsbedingungen recht gut optimieren können. Das ist entlastend.“; „Eigentlich würde es mir gerade an den schlechten Tagen guttun, Freundinnen zu treffen. Aber weil ich häufig erbrechen muss traue ich mich kaum aus dem Haus.“; „Die Tage mit besonders starken Symptomen sind für mich und meine Familie jeden Monat erneut eine Herausforderung und wir sind dann alle am Limit.“ ◀

**Medizinische Behandlung**

Die Latenzzeit zwischen dem ersten Auftreten von Symptomen bis zur Diagnose ist mit 7 bis 10 Jahren relativ lang (Renner & Müller, 2024). Das liegt manchmal daran, dass Betroffene ihre Symptome selber bagatellisieren (im Sinne von „alle haben Periodenschmerzen“) und deshalb keine medizinischen Fachpersonen aufsuchen. Häufig werden jedoch Symptome auch nicht als Endometriose erkannt, da sie sehr vielfältig sein können und die Erkrankung bei Behandelnden zu wenig bekannt ist (De Corte et al., 2025; Young et al., 2015). Schließlich werden Betroffene von medizinischen Fachpersonen häufig nicht ernst genommen, was die Diagnosestellung und den Behandlungsbeginn weiter verzögert und die psychische Belastung erhöht (Kalfas et al., 2022; Young et al., 2015).

Zur Behandlung von Endometriose werden hormonelle Therapien und Operationen empfohlen, zur symptomatischen Schmerzbehandlung können Analgetika eingesetzt werden (Abschn. 4.4.2). Nicht selten haben betroffene Personen Sorgen um allfällige Nebenwirkungen dieser Behandlungen und sind unsicher, welche Therapieform sie wählen sollen (Young et al., 2015). Gerade wenn viele Schmerzmittel eingenommen werden müssen, leiden Betroffene häufig unter den Nebenwirkungen (z. B. Übelkeit, Magenbeschwerden). Das Aufgreifen dieser Sorgen und Aspekte in der Psychotherapie wird als unterstützend wahrgenommen und mildert das Gefühl, der Erkrankung ausgeliefert zu sein.

**Praxisbeispiele**

„Ich habe mit meiner Gynäkologin lange gar nicht über meine Schmerzen gesprochen. Ich dachte, Menstruationsschmerzen haben doch alle und ich wollte nicht wehleidig wirken.“; „Erst nach 10 Jahren, unzähligen Arztbesuchen und Abklärungen war klar, es ist Endometriose. Das war viel verschwendete Zeit und Energie.“; „Mein Arzt hat mir die verschiedenen Behandlungsoptionen erklärt. Ich bin unsicher, welchen Weg ich wählen soll und mache mir Sorgen über die Risiken und Nebenwirkungen.“; „Ich habe früher negative Erfahrung mit der Pille gemacht. Nun bin ich sehr zögerlich, einen erneuten Versuch zu wagen, auch wenn mir bewusst ist, dass es ein anderes Präparat ist.“; „Einerseits will ich ja, dass sich die ewigen Schmerzen bessern. Andererseits habe ich panische Angst davor, etwas zu verändern, weil ich dann wieder so Schmerzschübe haben könnte!“ ◀

## 4.3 Exploration, Screening & Diagnostik

Da die Belastungen, die Verläufe, der soziale Kontext und die Ressourcenlage interindividuell sehr unterschiedlich sein können, sollten Exploration, Screening und Diagnostik sorgfältig durchgeführt werden. Das so erarbeitete individuelle Fallverständnis gewährleistet eine individuelle und gezielte Behandlungsplanung.

**Exploration**

*Allgemeine gynäkopsychologische Exploration.* Um den Gesamtkontext und mögliche Vulnerabilitäten zu erfassen, sollte eine allgemeine gynäkopsychologische Exploration durchgeführt werden (Abschn. 2.4). Hinweise für die spezifische Exploration im Zusammenhang mit Endometriose finden sich im Folgenden.

*Betroffene Lebensbereiche, aktuelle Belastung & Folgen.* Wir empfehlen die Exploration der aktuellen Belastung anhand der oben beschriebenen häufig auftretenden biopsychosozialen Belastungen und Folgen vorzunehmen (Abschn. 4.2). Basierend darauf können Therapieschwerpunkte festgelegt oder Themenbereiche definiert werden, die in eine psychotherapeutische Behandlung integriert werden können.

*Endometriose-spezifische Anamnese & bisherige Behandlungsversuche.* Viele Betroffene leiden schon länger unter ihren Symptomen. Diese können sich auch über die Zeit verändern. Es ist deshalb wichtig, nicht nur das aktuelle Zustandsbild, sondern auch den Beginn und den Verlauf der Symptome zu erfragen. Ebenso sollten bisherige Behandlungsversuche und Erfahrungen mit Behandlern exploriert werden, um die Therapieplanung auf die individuelle Situation einer betroffenen Person abzustimmen: Wann traten die ersten Symptome auf? Wie wurden diese erlebt? Wie haben sich die Symptome über die Zeit hinweg entwickelt? Welche medizinischen Abklärungen oder Untersuchungen wurden bisher durchgeführt? Wurden/werden medizinische Behandlungen in Anspruch genommen? Wenn ja, welche? Welche Erfahrungen wurden bisher mit medizinischen und anderen Fachpersonen gemacht? Wie ist der Umgang mit Analgetika? Gibt es Anzeichen für Unter – oder Überdosierungen, Substanzmissbrauch oder Abhängigkeit?

*Vulnerabilitäten & aktuelle Stressoren.* Dem Vulnerabilitäts-Stress-Modell folgend, kann die Belastung aufgrund der Endometriose als zusätzliche Stressquelle auf bereits vorliegende (körperliche und psychische) Beschwerden bzw. Vulnerabilitäten einwirken, sodass es zur Symptomverstärkung (Exazerbation) oder Dekompensation kommen kann. Es ist deshalb wichtig, auch andere psychische/körperliche Vulnerabilitäten sowie aktuelle Belastungen zu erfragen (analog zu einem allgemeinen psychotherapeutischen Erstgespräch). Gibt es weitere behandlungsbedürftige Symptome oder Vulnerabilitäten? In welchem Zusammenhang stehen sie mit der Endometriose? Sind sie unabhängig davon? Sind sie eine Folge der Belastung durch die Endometriose oder beeinflussen sich die Symptomatik und andere Belastungen/Vulnerabilitäten gegenseitig?

*Systemische Einordnung.* Welche Entwicklungsaufgaben stellen sich der Person (auch unabhängig von der aktuellen Symptomatik)? Welche nahen Bezugspersonen hat die Indexperson (z. B. Kinder, Beziehungsperson)? Wie wirkt die Endometriose-spezifische Belastung auf diese Beziehungen?

*Ressourcen.* Für das individuelle Fallverständnis und die Behandlungsplanung ist es wichtig, neben den Belastungen auch die Ressourcen zu explorieren. Bei der Bewältigung der

Endometriose haben sich Ressourcen wie soziale Unterstützung, Rahmenbedingungen im Alltag und der Arbeit, sowie funktionale kognitive und emotionale Verarbeitungsmuster als besonders hilfreich erwiesen. Sie gelten daher auch als Schutzfaktoren und sollten in der Behandlung gezielt aktiviert werden.

**Screening & Diagnostik**

Für die Erfassung der Belastung und Ressourcen in verschiedenen relevanten Bereichen empfehlen wir folgende gut validierte und praktisch einsetzbare Fragebögen. Für ein genaues Verständnis über eine Zeitspanne hinweg können die Messungen im Verlauf einer Psychotherapie wiederholt werden. Da die körperlichen Symptome stark variieren und das Gesamtbefinden beeinflussen, sollten diese beim Ausfüllen der Fragebögen miterhoben werden und in die Interpretation der Werte einfließen.

*Endometriose-spezifische Belastung.* Im Fragebogen „Endometriosis Health Profile-30" (EHP-30; Jones et al., 2001) wird die gesundheitsbezogene Lebensqualität in den Bereichen Schmerz, Selbstbestimmung, soziales Umfeld, emotionale Gesundheit und Selbstbild mithilfe von 30 Items erfasst. Es gibt eine Kurzform mit 5 Items. Der Fragebogen ist in unterschiedlichen Sprachen verfügbar, auch in Deutsch.

*Allgemeine psychische Belastung.* Wir empfehlen, die Screening-Fragebögen einzusetzen, die üblicherweise in der psychotherapeutischen Praxis im Rahmen der Diagnostik verwendet werden. Zu den gut validierten Screening-Fragebögen gehört zum Beispiel der „Brief Symptom Inventory" (BSI; Franke, 2000).

*Ressourcen.* Der Fragebogen zur Erfassung von Ressourcen und Selbstmanagementfähigkeiten (FERUS; Jack, 2007) kann in der Praxis gut eingesetzt werden. Folgende Ressourcenbereiche werden erhoben: Veränderungsmotivation, Coping, Selbstbeobachtung, Selbstwirksamkeit, Selbstverbalisation, Hoffnung und soziale Unterstützung.

*Partnerschaftsqualität.* Wir empfehlen den Partnerschaftsfragebogen (PFB; Hahlweg, 2016), der die subjektive Partnerschaftsqualität in den Bereichen Gemeinsamkeit/Kommunikation, Zärtlichkeit und Streitverhalten erfasst. Für eine Erhebung der partnerschaftlichen Unterstützung kann das Dyadic Coping Inventory (DCI; Bodenmann, 2008) benutzt werden.

*ICD-Diagnostik.* Endometriose wird in der ICD-10 unter dem medizinischen Klassentitel N (Krankheiten des Urogenitalbereichs) als N80 (Endometriose) kodiert. Sobald psychische Symptome die Kriterien für eine psychische Störung erfüllen, sollten sie mit dem entsprechenden F-Code versehen werden. Wenn die psychische Symptomatik subklinisch ausgeprägt ist, kann die Kodierung Z73 (Probleme in Bezug auf Schwierigkeiten bei der Lebensbewältigung) erwogen werden.

## 4.4 Behandlungsmöglichkeiten

### 4.4.1 Psychotherapeutische Interventionen

Im Folgenden wird die Evidenz psychotherapeutischer Interventionen für die Behandlung von Endometriose-Beschwerden zusammengefasst. Für eine individuelle und integrative psychotherapeutische Behandlung empfehlen wir die Exploration und Berücksichtigung sämtlicher biopsychosozialen Belastungen und Folgen (Abschn. 4.2). Konkrete und praktische Inputs für Interventionen in der psychotherapeutischen Behandlung finden sich im letzten Kapitel (Kap. 8).

Psychotherapeutische Unterstützung wird in der Leitlinie der deutschen, österreichischen und schweizerischen Gesellschaft für Gynäkologie und Geburtshilfe zur Behandlung von Endometriose explizit empfohlen (DGGG, SGGG, & OEGGG, 2025). Es gibt mittlerweile eine Reihe von Übersichtsarbeiten, die zeigen, dass sich psychotherapeutische Interventionen positiv auf die Schmerzintensität, die psychische Belastung und die Lebensqualität von Personen mit Endometriose auswirken (Donatti et al., 2022; van Niekerk et al., 2019; del Pino et al., 2024; Samami et al., 2023). Kognitiv-verhaltenstherapeutische Behandlungsansätze beinhalten Psychoedukation, Interventionen zur Veränderung dysfunktionaler Kognitionen, zum Umgang mit Gefühlen in Zusammenhang mit Endometriose, zur Verbesserung der Stressbewältigung (inkl. Entspannungs- und Atemtechniken) und zur Förderung eines gesunden Lebensstils (Bewegung, Ernährung). Viele der untersuchten Behandlungskonzepte beinhalten Interventionen zu Achtsamkeit und Akzeptanz. Dabei spielen auch Themen wie Verlust (z. B. in Bezug auf Funktionseinschränkungen oder Infertilität) und Anpassung an chronische Schmerzen eine Rolle. In einigen psychotherapeutischen Interventionen werden physiotherapeutische Module integriert (Samami et al., 2023). In weiteren Behandlungsansätzen werden Beziehungspersonen mit einbezogen und/oder die Auswirkungen auf soziale, familiäre und sexuelle Beziehungen explizit thematisiert. Basierend auf den Befunden über Zusammenhänge zwischen Partnerschaft und Belastung durch Endometriose (Abschn. 4.2) empfehlen wir und verschiedene andere Autoren den Einbezug von Beziehungspersonen in die Psychotherapie (z. B. Facchin et al., 2021; van Stein et al., 2023).

**Exkurs: Behandlung von Schmerzen in der Psychotherapie**
Chronisch wiederkehrende Schmerzen gehören zu den Hauptsymptomen von Endometriose. Die medizinischen Behandlungsmöglichkeiten werden in Abschnitt 4.4.2 umrissen. Ergänzend dazu können auch psychotherapeutische Interventionen hilfreich sein: Gemäss einer Übersichtsarbeit zeigten psychotherapeutische Interventionen gute Effekte auf ein reduziertes Schmerzempfinden (del Pino et al., 2024). In den aktuellsten Leitlinien der deutschen, österreichischen und schweizerischen Gynäkologie und Geburtshilfe zur Behandlung von Endometriose wird bei chronischen Schmerzen eine enge interdisziplinäre Zusammenarbeit empfohlen (DGGG, SGGG, & OEGGG, 2025). Da wir die psychotherapeutischen Behandlungsmöglichkeiten von Schmerzen im letzten Kapitel nicht aufgreifen, werden an dieser Stelle die wichtigsten Interventionen kurz ausgeführt (orientiert an Richter, 2021; Wischmann & Ditzen, 2024 und den oben erwähnten Interventionsstudien).

Psychoedukativ sollten Informationen zu den verschiedenen Einflussfaktoren auf das Schmerzerleben vermittelt werden (Abschn. 4.1). Zudem wird das Führen eines Schmerztagebuchs empfohlen, um die unterschiedlichen Arten von Schmerzen und mögliche Einflüsse darauf zu identifizieren. Weitere wichtige Elemente sind die Bearbeitung dysfunktionaler Kognitionen in Zusammenhang mit Schmerzen, achtsamkeitsbasierte Interventionen, die Stärkung von schmerzorientierter Selbstfürsorge und die Vermittlung von Entspannungstechniken. Zudem wird regelmässige Bewegung empfohlen. Hierbei ist zu beachten, dass körperliche Übungen und Betätigungen an die Schmerzintensität angepasst werden sollten – hier kann eine spezialisierte physiotherapeutische Beratung hilfreich sein.

### 4.4.2 Medizinische und alternativmedizinische Behandlungsmöglichkeiten

Im Folgenden wird ein Überblick über medizinische Behandlungsoptionen bei Endometriose gegeben (basierend auf Renner & Müller, 2024). Diese führen nicht zu einer vollständigen „Heilung", sondern höchstens zur Symptomreduktion. Bei allen Interventionen kann es zu einer erneuten Symptomverschlechterung kommen.

**Schmerztherapie**

Für die reine Symptombehandlung können Schmerzmedikamente (primär nichtsteroidale Antirheumatika (NSAR) und Opioide) eingesetzt werden. Betroffene möchten manchmal möglichst wenig Schmerzmittel einnehmen, aus Angst, ihrem Körper zu schaden. Da das Erleben von anhaltenden Schmerzen zentrale Sensitivierungsprozesse begünstigen kann und dadurch das Schmerzempfinden verstärkt wird, sollten Medikamente frühzeitig eingenommen werden um starke Schmerzen und hohe Dosen soweit als möglich zu vermeiden. Eine Schmerztherapie wird idealerweise medizinisch begleitet, um angemessene Dosierungen einzusetzen und eine mögliche Abhängigkeit zu vermeiden (Mechsner, 2023).

**Hormontherapien**

Hormontherapien bei Endometriose zielen darauf ab, den hormonellen Zyklus zu nivellieren, indem sie den Eisprung unterdrücken. Es können Gestagen-Monopräparate oder kombinierte orale Kontrazeptiva (Gestagen/Östrogen) eingesetzt werden. Diese Präparate gehen mit einer empfängnisverhütenden Wirkung einher und sind deshalb bei aktivem Kinderwunsch keine Behandlungsoption. Weiter stehen Gonadotropin-Releasing-Hormon (GnRH)-Analoga zur Verfügung, welche eine künstliche Menopause induzieren. Sie zählen zu den wirksamsten Medikamenten zur Regression von Endometrioseherden und Symptomreduktion. Da sie aber beträchtliche Nebenwirkungen mit sich ziehen (z. B. Risiko Osteoporose und kardiovaskuläre Erkrankungen), wird gleichzeitig eine Add-back-Hormonersatztherapie empfohlen (zusätzliche Gabe von Hormonen zur Reduktion der Nebenwirkungen). Neuerdings werden auch GnRH-Antagonisten eingesetzt, die ebenfalls eine künstliche Menopause induzieren können und ein günstigeres Nebenwirkungsprofil haben. Die Add-back-Hormonersatztherapie ist aber auch bei diesen Präparaten nötig.

**Operative Eingriffe**
Endometrioseherde können operativ, häufig minimalinvasiv im Rahmen einer Laparoskopie, entfernt werden. Bei vorhandenem Kinderwunsch und Infertilität wird diese Form der Behandlung oft gewählt. Da Endometrioseherde nach einer Entfernung wiederkehren können, sollte eine Kinderwunschbehandlung oder die natürliche Familienplanung zeitnah nach dem operativen Eingriff begonnen werden.

**Weitere ergänzende Therapien**
Mechsner (2023) empfiehlt ein multimodales Behandlungskonzept. Neben den bereits genannten Behandlungselementen können weitere Therapieformen hilfreich sein, wie z. B. Physiotherapie für die Behandlung schmerzbedingter Verspannungen und Fehlhaltungen, oder Ernährungsberatung (auch wenn die Studienlage hierzu noch begrenzt ist). Ebenso können komplementärmedizinische Ansätze und kreative Therapien unterstützend wirken. Keine der genannten Therapieformen wirkt bei allen Betroffenen gleichermaßen gut. Wischmann und Ditzen (2024) empfehlen daher eine genaue Exploration und individuelle Behandlungsplanung.

## Literatur

As-Sanie, S., Shafrir, A. L., Halvorson, L., Chawla, R., Hughes, R., & Merz, M. (2024). The burden of pelvic pain associated with endometriosis among women in selected European countries and the United States: A restricted systematic review. *Journal of Minimally Invasive Gynecology, 31*(8), 653–666.

van Barneveld, E., Manders, J., van Osch, F. H., van Poll, M., Visser, L., van Hanegem, N., et al. (2022). Depression, anxiety, and correlating factors in endometriosis: A systematic review and meta-analysis. *Journal of Women's Health, 31*(2), 219–230.

Bodenmann, G. (2008). *Dyadisches Coping Inventar: DCI.* Huber und Hogrefe.

Chaman-Ara, K., Bahrami, M. A., & Bahrami, E. (2017). Endometriosis psychological aspects: A literature review. *Journal of Endometriosis and Pelvic Pain Disorders, 9*(2), 105–111.

Culley, L., Law, C., Hudson, N., Denny, E., Mitchell, H., Baumgarten, M., & Raine-Fenning, N. (2013). The social and psychological impact of endometriosis on women's lives: A critical narrative review. *Human Reproduction Update, 19*(6), 625–639.

De Corte, P., Klinghardt, M., von Stockum, S., & Heinemann, K. (2025). Time to diagnose endometriosis: Current status, challenges and regional characteristics – A systematic literature review. *BJOG: An International Journal of Obstetrics & Gynaecology, 132*(2), 118–130.

DGGG, SGGG, & OEGGG. (2025, March). *Diagnosis and therapy of endometriosis. Guidline of the DGGG, SGGG and OEGGG* (S2k-Level, AWMF registry no. 045/015). http://www.awmf.org/leitlinien/detail/ll/015-045.html. Zugegriffen im August 2025.

Donatti, L., Malvezzi, H., de Azevedo, B. C., Baracat, E. C., & Podgaec, S. (2022). Cognitive behavioral therapy in endometriosis, psychological based intervention: A systematic review. *Revista Brasileira de Ginecologia e Obstetrícia/RBGO Gynecology and Obstetrics, 44*(03), 295–303.

Facchin, F., Buggio, L., & Saita, E. (2020). Partners' perspective in endometriosis research and treatment: A systematic review of qualitative and quantitative evidence. *Journal of Psychosomatic Research, 137*, 110213.

Facchin, F., Buggio, L., Vercellini, P., Frassineti, A., Beltrami, S., & Saita, E. (2021). Quality of intimate relationships, dyadic coping, and psychological health in women with endometriosis: Results from an online survey. *Journal of Psychosomatic Research, 146*, 110502.

Fourquet, J., Báez, L., Figueroa, M., Iriarte, R. I., & Flores, I. (2011). Quantification of the impact of endometriosis symptoms on health-related quality of life and work productivity. *Fertility and Sterility, 96*(1), 107–112.

Franke, G. H. (2000). *BSI: Brief Symptom Inventory von LR Derogatis (Kurzform der SCL-90: deutsche Version: Testmappe).* Beltz Test.

Fritzer, N., Haas, D., Oppelt, P., Hornung, D., Wölfler, M., Ulrich, U., et al. (2013). More than just bad sex: Sexual dysfunction and distress in patients with endometriosis. *European Journal of Obstetrics & Gynecology and Reproductive Biology, 169*(2), 392–396.

Gambadauro, P., Carli, V., & Hadlaczky, G. (2019). Depressive symptoms among women with endometriosis: A systematic review and meta-analysis. *American Journal of Obstetrics and Gynecology, 220*(3), 230–241.

Geller, S., Levy, S., Ashkeloni, S., Roeh, B., Sbiet, E., & Avitsur, R. (2021). Predictors of psychological distress in women with endometriosis: The role of multimorbidity, body image, and self-criticism. *International Journal of Environmental Research and Public Health, 18*(7), 3453.

Hahlweg, K. (2016). *Fragebogen zur Partnerschaftsdiagnostik (FPD): Partnerschaftsfragebogen PFB, Partnerschaftsfragebogen Kurzform PFB-K, Problemliste PL und Fragebogen zur Lebensgeschichte und Partnerschaft (FLP-R), 2. neu normierte und erweiterte Aufl.* Hogrefe.

Jack, M. (2007). *FERUS – Fragebogen zur Erfassung von Ressourcen und Selbstmanagementfähigkeiten. Manual.* Hogrefe.

Jones, G., Kennedy, S., Barnard, A., Wong, J., & Jenkinson, C. (2001). Development of an endometriosis quality-of-life instrument: The endometriosis health profile-30. *Obstetrics & Gynecology, 98*(2), 258–264.

Kalfas, M., Chisari, C., & Windgassen, S. (2022). Psychosocial factors associated with pain and health-related quality of life in endometriosis: A systematic review. *European Journal of Pain, 26*(9), 1827–1848.

Leuchtmann, L., & Bodenmann, G. (2017). Interpersonal view on physical illnesses and mental disorders. *Swiss Archives of Neurology, Psychiatry and Psychotherapy, 168*(6), 170–174.

Mechsner, S. (2016). Endometriose: Eine oft verkannte Schmerzerkrankung (CME). *Der Schmerz, 30*(5), 477–490.

Mechsner, S. (2023). Schmerztherapie bei Patientinnen mit Endometriose. *Gynäkologische Endokrinologie, 21*(3), 176–183.

Moradi, Y., Shams-Beyranvand, M., Khateri, S., Gharahjeh, S., Tehrani, S., Varse, F., et al. (2021). A systematic review on the prevalence of endometriosis in women. *Indian Journal of Medical Research, 154*(3), 446–454.

Morotti, M., Vincent, K., & Becker, C. M. (2017). Mechanisms of pain in endometriosis. *European Journal of Obstetrics & Gynecology and Reproductive Biology, 209*, 8–13.

Norinho, P., Martins, M. M., & Ferreira, H. (2020). A systematic review on the effects of endometriosis on sexuality and couple's relationship. *Facts, Views & Vision in ObGyn, 12*(3), 197.

Pereira, M. G., Ribeiro, I., Ferreira, H., Osório, F., Nogueira-Silva, C., & Almeida, A. C. (2021). Psychological morbidity in endometriosis: A couple's study. *International Journal of Environmental Research and Public Health, 18*(20), 10598.

del Pino-Sedeño, T., Cabrera-Maroto, M., Abrante-Luis, A., González-Hernández, Y., & Ortíz Herrera, M. C. (2024). Effectiveness of psychological interventions in endometriosis: A systematic review with meta-analysis. *Frontiers in Psychology, 15*, 1457842.

Renner, S. P., & Müller, A. (2024). Endometriose. In T. Strowitzki & O. Ortmann (Hrsg.), *Klinische Endokrinologie für Frauenärzte* (6. Aufl., S. 533–552). Springer.

Richter, J. (2021). *Schmerzen verlernen: Die erfolgreichen Techniken und Übungen der psychologischen Schmerzbewältigung.* Springer.

Roomaney, R., & Kagee, A. (2018). Salient aspects of quality of life among women diagnosed with endometriosis: A qualitative study. *Journal of Health Psychology, 23*(7), 905–916.

Samami, E., Shahhosseini, Z., Khani, S., & Elyasi, F. (2023). Pain-focused psychological interventions in women with endometriosis: A systematic review. *Neuropsychopharmacology Reports, 43*(3), 310–319.
Schick, M., Germeyer, A., Böttcher, B., Hecht, S., Geiser, M., Rösner, S., et al. (2022). Partners matter: The psychosocial well-being of couples when dealing with endometriosis. *Health and Quality of Life Outcomes, 20*(1), 86.
Sims, O. T., Gupta, J., Missmer, S. A., & Aninye, I. O. (2021). Stigma and endometriosis: A brief overview and recommendations to improve psychosocial well-being and diagnostic delay. *International Journal of Environmental Research and Public Health, 18*(15), 8210.
van Stein, K., Schubert, K., Ditzen, B., & Weise, C. (2023). Understanding psychological symptoms of endometriosis from a research domain criteria perspective. *Journal of Clinical Medicine, 12*(12), 4056.
Sullivan-Myers, C., Sherman, K. A., Beath, A. P., Duckworth, T. J., & Cooper, M. J. W. (2021). Delineating sociodemographic, medical and quality of life factors associated with psychological distress in individuals with endometriosis. *Human Reproduction, 36*(8), 2170–2180.
Szypłowska, M., Tarkowski, R., & Kułak, K. (2023). The impact of endometriosis on depressive and anxiety symptoms and quality of life: A systematic review. *Frontiers in Public Health, 11*, 1230303.
Van Niekerk, L., Weaver-Pirie, B., & Matthewson, M. (2019). Psychological interventions for endometriosis-related symptoms: A systematic review with narrative data synthesis. *Archives of Women's Mental Health, 22*, 723–735.
Wischmann, T., & Ditzen, B. (2024). Ärztliche Gesprächsführung und psychologische Beratung bei Endometriose. *Die Gynäkologie, 57*(3), 177–187.
Young, K., Fisher, J., & Kirkman, M. (2015). Women's experiences of endometriosis: A systematic review and synthesis of qualitative research. *Journal of Family Planning and Reproductive Health Care, 41*(3), 225–234.

## Ratgeber & hilfreiches Material zum Abgeben

### Bücher & Broschüren

Becherer, E., & Schindler, A. E. (2023). *Endometriose: Ganzheitlich verstehen und behandeln. Ein Ratgeber* (4. Aufl.). Kohlhammer.
Endometriose, Sexualität und Partnerschaft. Ein Ratgeber der Endometriose-Vereinigung Deutschland. Frei verfügbar unter www.endo-netz.org. Stand August 2025.
Wagner, V. V. (2023). *Leben mit Endometriose: Selbsthilfe bei Schmerzen und praktische Tipps für den Alltag*. Südwest.

### Fragebogen (Endometriose-spezifische Belastung)

Endometriosis Health Profile-30 (EHP-30): Jones, G., Kennedy, S., Barnard, A., Wong, J., & Jenkinson, C. (2001). Development of an endometriosis quality-of-life instrument: The endometriosis health profile-30. *Obstetrics & Gynecology, 98*(2), 258–264. Erwerbbar auf der Homepage der University of Oxford.

# Infertilität 5

## 5.1 Einführung

**Definition** Unter Infertilität verstehen wir das Ausbleiben einer Schwangerschaft nach mindestens einem Jahr mit ungeschütztem und regelmäßigem Geschlechtsverkehr (WHO, 2023).[1]

**Begriffsklärung**
Im medizinischen Sprachgebrauch wird häufig der Begriff der *Sterilität* verwendet, der als Synonym zur Infertilität gilt. Für die umgangssprachliche Bezeichnung wird *ungewollte Kinderlosigkeit* anstelle von *unerfülltem Kinderwunsch* empfohlen. Zum einen, weil betroffene Personen die Beschreibung eines unerfüllten Wunsches als euphemistisch empfinden, zum anderen soll *ungewollte Kinderlosigkeit* auch die Abgrenzung zur gewollten Kinderlosigkeit aufzeigen.

[1] Die Definition trifft auf „biomedizinische Gründe" bei heterosexuellen Paaren zu. Nicht eingeschlossen sind „soziale Gründe" (wie z. B. gleichgeschlechtliche Paare oder Einzelpersonen mit Kinderwunsch) oder „Kontextfaktoren" (wie z. B. finanzielle Einschränkungen) (Wischmann, 2024). Was bedeutet „regelmäßiger Geschlechtsverkehr"? Reife Eizellen können während 12–24 h nach Ovulation befruchtet werden, und Spermien überleben bis zu 5 Tage in der Zervix. Daraus ergibt sich ein Zeitfenster von bis zu 6 fruchtbaren Tagen, die es bei „regelmäßigem Geschlechtsverkehr" zu treffen gilt.



M. Yamanaka, L. Eisenegger, *Gynäkopsychologie in der psychotherapeutischen Praxis*, Psychotherapie: Therapiegestaltung & Praxismanagement,
https://doi.org/10.1007/978-3-662-72284-8_5

**Prävalenz**

Gemäß aktuellen Schätzungen der WHO leiden rund 12,6 % der weltweiten Gesamtbevölkerung an Infertilität (Punktprävalenz) und eine von sechs Personen (17,5 %) ist im Verlauf des Lebens von Infertilität betroffen (Lebenszeitprävalenz). In europäischen Ländern wird die Punktprävalenz auf 12,4 % und die Lebenszeitprävalenz auf 16,5 % geschätzt (WHO, 2023). Aufgrund der beschriebenen Limitation in der Definition der Infertilität (siehe Fußnote) ist von höheren Prävalenzraten auszugehen. Die Prävalenz für Infertilität scheint weiterhin zu steigen: So gab 2013 eins von vier und 2019 eins von drei Paaren ohne Kinder in Deutschland an, ungewollt kinderlos zu sein. Die steigende Rate wird in erster Linie damit begründet, dass das Alter von Frauen bei der ersten Geburt von 29,2 Jahren (2012) auf 30,4 Jahre (2022) gestiegen ist (zusammengefasst von Wischmann, 2024).

**Ursachen**

*Körperliche Faktoren.* In 70–90 % der Fälle können körperliche Ursachen festgestellt werden (Thoma et al., 2021):

- 30–40 % aufgrund Störungen der weiblichen Geschlechtsorgane (z. B. Ovulations- oder Eileiterstörungen)
- 20–30 % aufgrund Störungen der männlichen Geschlechtsorgane (z. B. reduzierte Spermienqualität)
- 20–40 % aufgrund gemischter Faktoren (weibliche und männliche Geschlechtsorgane betroffen)
- in 10–30 % der Fälle können keine körperlichen Ursachen gefunden werden (idiopathisch)

Die idiopathische Infertilität wird sowohl von behandelnden als auch von betroffenen Personen als besonders belastend wahrgenommen, weil klare Behandlungsansätze oder Orientierungshilfen fehlen.

*Biologische & Lifestyle Faktoren.* Zusätzlich können biologische oder Lifestyle-bezogene Faktoren wie Alter, Unter- und Übergewicht, Rauchen oder fertilitätsschädigendes Verhalten eine Rolle spielen. Bei Personen mit weiblichen Geschlechtsorganen nimmt die Fertilität mit zunehmendem Alter deutlich ab: Während in der Altersklasse mit 19–26 Jahren 92 % der Personen mit Kinderwunsch nach einem Jahr schwanger werden, sind es in der Altersgruppe mit 35–39 Jahren nur noch 82 %. Im Vergleich dazu nimmt die Spermienqualität über die Lebensspanne hinweg nur geringfügig ab. Das biologische Alter der Frau (bzw. der Person, die die Eizelle spendet) gilt als stärkster Prädiktor für Infertilität (Thoma et al., 2021; Wischmann, 2024).

*Verhaltensbedingte Fertilitätsstörung.* Von einer verhaltensbedingten Fertilitätsstörung wird dann gesprochen, wenn die Konzeptionschancen nicht genutzt werden, wenn trotz Aufklärung fertilitätsschädigendes Verhalten praktiziert wird (z. B. gestörtes Essverhalten, Hochleistungssport, übermäßiger Genuss- und Arzneimittelgebrauch), oder wenn medizinische Interventionen trotz Behandlungsabsicht abgebrochen oder abgelehnt werden (Wischmann, 2024).

*„Psychogene Infertilität"*. In der älteren Literatur findet sich das Konzept der „psychogenen Infertilität" mit der Annahme, dass psychische und Persönlichkeitsfaktoren (wie z. B. ein unbewusster Widerstand gegen die Elternschaft, Neurotizismus, emotionaler Stress) eine Infertilität bewirken können (zusammengefasst nach Greil et al., 2010). Diese Annahme gilt als veraltet – es liegen keine überzeugenden systematischen Studien vor, die einen direkten negativen Einfluss von psychischen Faktoren oder Alltagsstress auf die Fertilität aufzeigen (Wischmann, 2024). Folglich wird explizit davon abgeraten, entsprechende Interventionen anzubieten, um die Schwangerschaftswahrscheinlichkeit zu erhöhen (Wischmann et al., 2021). In der gynäkopsychologischen Praxis machen wir die Erfahrung, dass die Annahme der „psychogenen Infertilität" in der Gesellschaft und auch unter Fachpersonen weiterhin stark verbreitet ist, was von betroffenen Personen als stigmatisierend und belastend erlebt wird.

## 5.2 Biopsychosoziale Belastungen und Folgen

Das Vorhandensein, die Ausprägung und Wahrnehmung von Belastungen, sowie der dadurch entstehende Leidensdruck sind interindividuell sehr unterschiedlich und hängen von biopsychosozialen Faktoren ab. Diese werden anhand einer Bubble-Map übersichtlich dargestellt (Abb. 5.1), mit wissenschaftlichem Hintergrund beschrieben und anhand von Beispielen aus der Betroffenenperspektive angereichert. Die Inhalte dieses Kapitels können für die die Exploration, die Psychoedukation, das individuelle Fallverständnis und die Therapieplanung in der psychotherapeutischen Praxis genutzt werden.

**Körperliche Aspekte**
Das Suchen nach körperlichen Ursachen für das Ausbleiben einer Schwangerschaft kann sowohl für behandelnde als auch für betroffene Personen herausfordernd und belastend sein, zumal der diagnostische Prozess langwierig ist und in 10–30 % aller Fälle befundlos bleibt (Thoma et al., 2021). Liegen somatische Befunde vor, können diese das körperliche Befinden zusätzlich negativ beeinflussen (z. B. Endometriose). Reproduktionsmedizinische Behandlungen, damit verbundene Komplikationen und Begleiterscheinungen, negative Schwangerschaftstests und Aborte werden als besonders belastend erlebt. Viele Betroffene berichten aber auch, dass sie die körperlichen im Vergleich zu den psychischen Herausforderungen als weit weniger belastend empfinden.

**Praxisbeispiele**

„Man findet einfach keine Ursache bei uns! Es ist alles in Ordnung. Warum klappt es dann nicht?"; „Mein Körper funktioniert nicht! Ich habe das Vertrauen in meine Fruchtbarkeit komplett verloren."; „Ich halte es fast nicht mehr aus, mein Bauch ist total zerstochen und aufgedunsen von den täglichen Spritzen – alles tut nur noch weh."; „Ich habe keine körper-

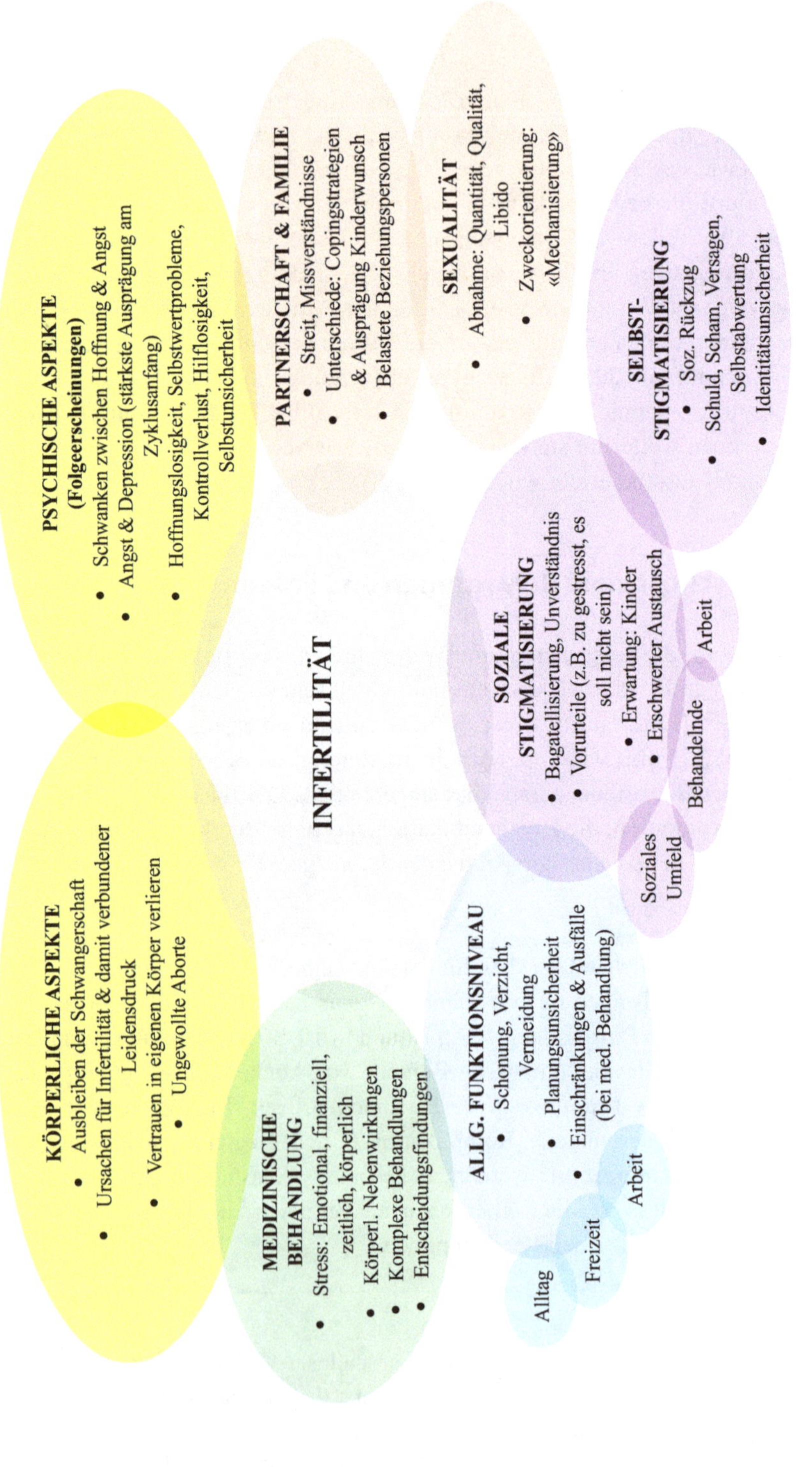


**Abb. 5.1** Biopsychosoziale Belastungen und Folgen bei Infertilität

lichen Beschwerden, mir geht es gut! Warum werde ich dann nicht schwanger?"; „Endlich hat es geklappt, ich war schwanger, jetzt habe ich es schon wieder verloren. Warum?" ◀

**Psychische Aspekte**
Die im Rahmen einer Infertilität auftretenden psychischen Reaktionen werden als *infertilitätsspezifische Belastung* bezeichnet und können anhand von validierten Messmitteln erfasst werden (Abschn. 5.3). Zu den typischen infertilitätsspezifischen Belastungsreaktionen gehören Kontrollverlust, Angst, Gefühle der Sinnlosigkeit und Hoffnungslosigkeit, Selbstwertprobleme, Selbstunsicherheit, Paarkonflikte, soziales Stigma und behandlungsbezogener Stress (Boivin et al., 2011). In der Folge kann es zu einer Abnahme der Selbstwirksamkeit, kompensatorischen Selbstregulationsstrategien und Sicherheitsverhalten kommen (wie z. B. übermäßiges Planen, Kontrollieren, Absichern, Leistungssteigerung und Informationssuche). Die infertilitätsspezifische Belastung schwankt in Abhängigkeit des weiblichen Zyklus oder einer allfälligen reproduktionsmedizinischen Behandlung und kann sich auch auf Partnerpersonen übertragen.

In der Praxis machen wir die Erfahrung, dass die emotionale Befindlichkeit je nach Zyklus- oder Behandlungsphase variiert und mit unterschiedlichen Herausforderungen zusammenhängen kann. Diese sind im Folgenden beschrieben:

*Erste Zyklushälfte.* Betroffene nehmen die erste Zyklushälfte in der Regel als eine hoffnungsvolle und positive Phase wahr. Bei reproduktionsmedizinischen Interventionen ist die erste Zyklushälfte mit regelmäßigen Kontrolluntersuchungen und hormonellen Behandlungen (i. d. R. Stimulationen) verbunden – einige Personen berichten, dass sie sich in der Behandlung aufgehoben fühlen und die regelmäßigen Kontrollen schätzen. Viele andere Menschen empfinden die Untersuchungen in der Klinik, die Hormonbehandlung, die Alltagsplanung und mögliche Nebenwirkungen als belastend.

*Zyklusmitte.* Die fruchtbaren Tage zur Zyklusmitte können mit einer zunehmenden Angst vor der Kinderlosigkeit verbunden sein. Viele Personen erleben um den Eisprung herum aber auch eine hoffnungsvolle Zeit und berichten von gutem Wohlbefinden. Der Geschlechtsverkehr an den fruchtbaren Tagen wird häufig als „mechanisch" und/oder belastend erlebt. In der Zyklusmitte werden[2] Inseminationen durchgeführt, oder bei[3] IVF/ICSI erfolgt die Punktion und die Befruchtung der Eizellen im Labor. Die befruchteten Eizellen (Blastozysten) werden nach 3–5 Tagen in den Uterus transferiert. Diese Vorgänge werden häufig körperlich und emotional als belastend erlebt, nicht zuletzt auch weil z. B. die Qualität des genetischen Materials beurteilt und zurückgemeldet wird. (Für Ausführungen zu reproduktionsmedizinischen Behandlungen siehe Abschn. 5.4.2.)

*Zweite Zyklushälfte.* Nach erfolgter Befruchtung (mittels Geschlechtsverkehr oder reproduktionsmedizinischer Behandlung) beginnt das „Screening"-Verhalten, wo körper-

[2] Insemination: Meistens werden die Samenzellen direkt in den Uterus eingeführt (intrauterine Insemination; IUI) (Abschn. 5.4.2).

[3] IVF: In vitro Fertilisation; ICSI: Intrazytoplasmatische Spermieninjektion (Abschn. 5.4.2).

liche Veränderungen in der Brust oder im Unterleib verstärkt wahrgenommen und interpretiert werden (als Zeichen für oder gegen eine Einnistung). In dieser Phase ist häufig auch ein zunehmend belastendes Schwanken zwischen Hoffnung und Angst, sowie eine gesteigerte Aktivität in sozialen Medien oder Foren (Sicherheitsverhalten, Informationssuche) zu beobachten. Bei reproduktionsmedizinischen Behandlungen wird die zweite Zyklushälfte im Gegensatz zur hoch strukturierten ersten Zyklushälfte als „Wartephase" beschrieben. Die stärkste Zunahme der infertilitätsspezifischen Belastung ist kurz vor der erwarteten Blutung oder dem Schwangerschaftstest zu beobachten und kann durch eine vorliegende prämenstruelle Symptomatik verstärkt werden. Viele Personen berichten, dass sie sich in dieser Phase am belastetsten fühlen.

*Negativer Schwangerschaftstest/Einsetzen der Blutung.* Bei einem negativen Schwangerschaftstest oder beim Einsetzen der Monatsblutung folgen die „schwarzen Tage" – hier sehen wir nicht selten ausgeprägte depressive oder Angst Symptome bis hin zu Suizidalität. Einige Betroffene erleben das wiederholte Erhalten von negativen Befunden aus Schwangerschafts- oder Bluttests sogar als traumatisch.

Es wird angenommen, dass die infertilitätsspezifische Belastung in Abhängigkeit der Dauer der Infertilität, der Belastung der Bezugspersonen, vorhandenen Ressourcen und psychischer Vorbelastung in eine allgemeine psychische Belastung übergehen kann (z. B. Rooney & Domar, 2018; Yamanaka et al., 2022). Personen mit Infertilität leiden im Vergleich zu Personen ohne Infertilität häufiger unter psychischer Belastung und insbesondere an Depression, Angst, sowie reduzierter Lebensqualität und tiefem Selbstbewusstsein (Thoma et al., 2021). 48–96 % von Betroffenen weltweit geben ein klinisch signifikantes Ausmaß an psychischer Belastung an (Rooney & Domar, 2018).

Da das Ausmaß der Belastung zyklisch und behandlungsbedingt stark variiert, wird das zeitliche Kriterium für die Diagnose einer klinisch relevanten psychischen Belastung häufig nicht erfüllt. Das wiederholte Auftreten von kurzen aber zuweilen heftigen Episoden mit psychischer Symptomatik (i. d. R. Angst und depressive Symptome) wird von Betroffenen und nahen Bezugspersonen als sehr belastend erlebt und sollte in der Psychotherapie unbedingt berücksichtigt werden (auch wenn keine klinische Diagnose vergeben werden kann).

**Praxisbeispiele**

„Ich glaube ich werde verrückt, ich schwanke die ganze Zeit zwischen Hoffnung und Angst!"; „Ich kann mich nicht darüber austauschen – es versteht mich ja niemand!"; „Hat es geklappt? Oder wieder nicht? Am besten hoffe ich gar nicht mehr, dann kann ich auch nicht enttäuscht werden …"; „Steht mir ein Kind überhaupt zu? Oder ist das jetzt eine Bestrafung, weil ich zu lange gewartet habe?"; „Alle anderen haben schon das zweite oder dritte Kind. Ich komme mir vor, als ob ich mein Leben lang am Bahnhof stehe und an mir rauschen die Züge nur so vorbei."; „Wenn es wieder nicht klappt, werde ich wieder total depressiv. Da schwindet mein ganzer Lebenswille!" ◀

### Partnerschaft, Familie & Sexualität

Das Erleben einer Infertilität wirkt in Abhängigkeit von Vulnerabilitäten und angewendeten Bewältigungsstrategien als einschneidender dyadischer Stressor auf beide Partner und ist mit partnerschaftlichem Stress, tiefer Beziehungsqualität und einer erhöhten Wahrscheinlichkeit für Trennung assoziiert (Gana & Jakubowska, 2016). Gleichzeitig berichten 25–35 % der Paare, dass sie sich durch die Erfahrung der Infertilität nähergekommen seien (Kohäsion) und sich die Partnerschaftsqualität sogar verbessert habe. Paare in reproduktionsmedizinischer Behandlung geben im Vergleich zur Gesamtbevölkerung eine überdurchschnittliche Partnerschaftsqualität an (Peterson et al., 2011). Dyadische Studien zeigen, dass sich die Partner in ihrem Befinden gegenseitig beeinflussen, und dass hohe Partnerschaftsqualitäten die gemeinsame Bewältigung und somit das Wohlbefinden begünstigen, während tiefe Partnerschaftsqualitäten mit zusätzlichem Stress verbunden sind (z. B. Yamanaka et al., 2022). Personen mit sekundärer Infertilität (mit mindestens einem Kind) berichten häufig von Schuldgefühlen, weil sie kein Geschwister zeugen können.

Folgende Situationen und Vorgänge können bei Paaren in der Praxis besonders häufig beobachtet werden:

*Unterschiedliche Ausprägungen des Kinderwunschs oder Vorstellungen über Behandlungen.* Viele Paare trennen sich, wenn die Vorstellungen über den Kinderwunsch sehr unterschiedlich sind. Die meisten Partner, die wir in der Praxis sehen, berichten von Unterschieden, z. B. bezüglich der Bereitschaft für reproduktionsmedizinische Behandlungen oder der Ausprägung des Kinderwunsches. Diese Unterschiede können zu Missverständnissen, Enttäuschungen und Verhandlungen führen, die als belastend empfunden werden.

*Symptomträger:in versus gesunde Partnerperson.* In 2/3 aller Fälle kann eine Person als Symptomträgerin identifiziert werden. Gegenüber der gesunden Beziehungsperson können Selbstwert- und Identifikationsprobleme auftreten, verbunden mit Schuld- und Schamgefühlen, sowie Angst vor Trennung. Gesunde Partnerpersonen können sich wiederum schuldig fühlen, dass sie nicht medizinisch behandelt werden müssen.

*Unterschiedliche Coping Strategien.* Viele Missverständnisse entstehen dadurch, dass beide Partner unterschiedlich mit Belastungen umgehen. Zum Beispiel wendet die eine Person eher emotionsorientierte Bewältigungsstrategien an (z. B. weinen, wütend sein, verbalisierend), während die andere Person eher problemlöseorientiert vorgeht. Auch wenn beide Partner möglicherweise die gleiche Belastung empfinden, haben sie oft unterschiedliche Bedürfnisse und können einander daher nicht optimal unterstützen. Dies kann wiederum zu Enttäuschungen führen.

*Veränderungen in der Sexualität.* Der wiederholte, zeitkritische und ergebnislose Geschlechtsverkehr an den fruchtbaren Tagen führt bei den allermeisten Paaren zu einer Abnahme der sexuellen Lust und Frequenz. Während die Sexualität vor dem Kinderwunsch bei vielen Personen mit Befriedigung, Attraktion und Freude assoziiert war (vergnügungsorientierte Sexualität), wird der Geschlechtsverkehr an den fruchtbaren Tagen häufig als Last, Druck, leistungsorientiert, mechanisch und daher insgesamt als negativ empfunden (zweckorientierte Sexualität). Personen mit männlichen Geschlechtsorganen stehen dabei unter besonderem Druck, da i. d. R. ein Orgasmus für eine Ejakulation nötig ist.

**Praxisbeispiele**

„Ich kann mir ein Leben ohne Kind nicht vorstellen. Mein Partner sieht es anders – er leidet auch gar nicht so wie ich. Manchmal fühle ich mich nicht wirklich ernst genommen von ihm.“; „Du bist ja nicht unfruchtbar! Du hast keine Ahnung wie das ist für mich. Du suchst Dir jetzt sicher eine andere Frau, die jünger und fruchtbar ist.“; „Ich fühle mich so schuldig, dass Du jetzt wegen mir vielleicht keine Kinder haben kannst.“; „Gestern musste ich weinen, weil ich so traurig war. Du hast mir gesagt, ich solle nicht traurig sein. Du verstehst mich überhaupt nicht.“; „Ich komme mir vor wie ein Zuchtbulle – Du bist nur noch an meinem Samen interessiert und nicht mehr an mir als Person.“ ◀

### Soziale und Selbst-Stigmatisierung

Beim überwiegenden Großteil aller Paare mit Kinderwunsch tritt eine Schwangerschaft innerhalb eines Jahres ein, entsprechend fühlen sich Personen mit ungewollter Kinderlosigkeit in verschiedenen Lebensbereichen in der Minderheit. Gesellschaftlich werden Menschen mit Kindern in vielen Bereichen bevorzugt, sodass sich kinderlose Personen ausgeschlossen und minderwertig fühlen können. Infertilität wird möglicherweise heute stärker stigmatisiert als noch vor 30 Jahren. Es wird diskutiert, dass die zunehmende gesellschaftliche Leistungsorientierung und der Zugang zu reproduktionsmedizinischen Behandlungen zur Annahme führen, dass Infertilität doch eigentlich gar nicht mehr vorkommen sollte (Thoma et al., 2021). Betroffene berichten, dass Personen in ihrem Umfeld, mitunter auch gute Freunde, teilweise sehr unsensibel mit dem Thema umgehen und ungefragt Ratschläge erteilen. Die soziale Stigmatisierung kann sehr direkt auf die Selbst-Stigmatisierung einwirken (u. a. Scham, Schuld, Versagen, Selbstabwertung, Identitätsunsicherheit) und somit die psychische Belastung deutlich verstärken (Lucksted & Drapalski, 2015). In der Psychotherapie stellen Belastungen durch die soziale und Selbst-Stigmatisierung zentrale Themen dar.

**Praxisbeispiele**

„Und? Wie siehts denn bei euch aus mit Kindern? Soll ich euch erklären, wie das geht mit dem Sex?“; „Du musst einfach loslassen und nicht so verkrampft an das Ganze rangehen …“; „Jetzt bin ich schon wieder schwanger, eigentlich wollte ich das gar nicht. Aber naja, jetzt ist es halt so und ich kämpfe wieder mit Übelkeit …“; „Ich fühle mich total alleine, niemand versteht mich!“; „Meine beste Freundin ist schwanger! Ich schäme mich total dafür, dass ich mich nicht freuen kann und neidisch bin. Was bin ich für eine schlechte Freundin!“; „Wer bin ich denn, wenn ich keine Kinder haben kann? Ein Niemand!“ ◀

### Allgemeines Funktionsniveau

Das zyklische Wiederkehren von Befruchtungszeitfenstern und medizinischen Behandlungen, sowie die Unsicherheit über eine möglicherweise bald eintretende Schwangerschaft kann die Lebensplanung stark beeinflussen. Das angewendete Verzicht-, Schon- und Vermeidungsverhalten kann zu einer Einschränkung der Lebensqualität führen (Boivin et al., 2011). So werden zum Beispiel Ferien verschoben und Hobbies vernachlässigt, damit Behandlungen durchgeführt werden können. Personen in reproduktionsmedizinischer Behandlung müssen wegen der vielen Termine bei der Arbeit oft fehlen.

Viele berichten auch, dass sie trotz Unzufriedenheit bei der bisherigen Arbeitsstelle bleiben oder in der aktuellen Wohnsituation verharren, weil die Energie für weitere Umstellungen fehlt, oder damit eine möglicherweise bald eintretende Schwangerschaft in einem stabilen Umfeld stattfinden kann. Wir beobachten, dass sich der Lebensradius dadurch stark verkleinern und es zu einem Ressourcenwegfall kommen kann.

**Praxisbeispiele**

„Ich hasse meinen Job eigentlich und wollte mir einen anderen suchen. Aber jetzt, wo ich vielleicht bald schwanger werde, will ich keine neue Stelle und schon zu Beginn schwanger sein!"; „Mein Leben ist total Spaß-befreit. Ich trinke keinen Alkohol, achte auf meine Ernährung, gehe früh ins Bett – richtig langweilig. Aber ich will halt alles geben damit es klappt …"; „Ich bin ständig im standby-Modus – am Warten bis es endlich klappt – und das Leben zieht an mir vorbei …"; „Wegen den Terminen in der Klinik muss ich sehr häufig bei der Arbeit fehlen – ich erfinde immer wieder Ausreden dafür und es fällt langsam auf." ◀

**Medizinische Behandlung**

Reproduktionsmedizinische Behandlungen (Abschn. 5.4.2) können aufgrund der damit verbundenen körperlichen, zeitlichen und finanziellen Aufwände zu zusätzlichen Belastungen führen (Boivin et al., 2011). Bei wiederholten Versuchen muss das Behandlungsprozedere laufend diskutiert und angepasst werden, was bei vielen Paaren zu Stress führt. Negative Rückmeldungen über regelmäßige Ultraschall- und Blutuntersuchungen, sowie über die Qualität und Quantität des genetischen Materials können eine Leistungsorientierung oder Versagensgefühle verstärken. Zudem empfinden viele Personen den sterilen und profitorientierten Kontext einer Kinderwunsch-Klinik als gewöhnungsbedürftig. Häufig werden auch unangenehme Beratungs- und Behandlungssituationen mit reproduktionsmedizinischem Fachpersonal berichtet. Bei vorliegender medizinischer Behandlung können entsprechende Erfahrungen zentrale Themen in der psychotherapeutischen Praxis darstellen.

**Praxisbeispiele**

„Ich weiß nicht, was ich bei der Arbeit sagen soll – ich habe diese Woche zwei Termine!"; „Jetzt haben wir so lange auf diese Behandlung gespart und es klappt nicht. Wir hätten schon ein ganzes Haus kaufen können …"; „Diese Befruchtung im Labor ist ganz weit weg vom Akt der Liebe. Manchmal frage ich mich, ob das schädlich sein könnte für das Kind …"; „Meine Ärztin ist sehr trocken und pragmatisch, und immer im Stress. Aber ich bin ja von ihr abhängig, wenn ich ein Kind haben möchte …"; „Ich bin total zerstochen von diesen täglichen Spritzen, und mein Bauch ist aufgebläht! Ich fühle mich überhaupt nicht attraktiv." ◀

## 5.3 Exploration, Screening & Diagnostik

Da die Belastungen, die Verläufe, der soziale Kontext und die Ressourcenlage interindividuell sehr unterschiedlich sein können, sollten Exploration, Screening und Diagnostik sorgfältig durchgeführt werden. Das so erarbeitete individuelle Fallverständnis gewährleistet eine individuelle und gezielte Behandlungsplanung.

**Exploration**

*Allgemeine gynäkopsychologische Exploration.* Um den Gesamtkontext und mögliche Vulnerabilitäten zu erfassen, sollte eine allgemeine gynäkopsychologische Exploration durchgeführt werden (Abschn. 2.4). Hinweise für die spezifische Exploration im Zusammenhang mit Infertilität finden sich im Folgenden.

*Betroffene Lebensbereiche, aktuelle Belastung & Folgen.* Wir empfehlen die Exploration der aktuellen Situation anhand der oben beschriebenen häufig auftretenden biopsychosozialen Belastungen und Folgen vorzunehmen (Abschn. 5.2). Betroffene Bereiche können als therapeutische Schwerpunkte festgelegt oder in eine bereits laufende psychotherapeutische Behandlung integriert werden.

*Infertilitäts-spezifische Anamnese & bisherige Behandlungsversuche.* Die Erfahrungen und Empfindungen, die im Rahmen der Infertilität erlebt wurden, können sehr unterschiedlich sein. Daher ist es wichtig, den bisherigen Verlauf zu erfragen: Wann fiel der Entscheid, Kinder zeugen zu wollen? Wie wurde/wird die Zeit mit regelmäßigem Geschlechtsverkehr erlebt? Welche medizinischen Abklärungen oder Untersuchungen wurden durchgeführt? Liegen Befunde vor? Wurden/werden reproduktionsmedizinische Behandlungen in Anspruch genommen? Wenn ja, welche? Welche Erfahrungen wurden bisher mit medizinischen und anderen Fachpersonen gemacht? Liegt eine verhaltensbedingte Infertilität vor? Gibt es Anzeichen für fertilitätsschädigendes Verhalten?

*Besonders belastende oder herausfordernde Erfahrungen im Zusammenhang mit Infertilität und erlebten Schwangerschaften.* Z. B. Aborte & Totgeburten, Belastungen im Zusammenhang mit invasiven und/oder reproduktionsmedizinischen Behandlungen (z. B. IVF, Gametenspenden, Leihmutterschaft, chirurgische Eingriffe).

*Vulnerabilitäten & aktuelle Stressoren.* Dem Vulnerabilitäts-Stress-Modell folgend, kann die Belastung aufgrund der Infertilität als zusätzliche Stressquelle auf bereits vorliegende (körperliche und psychische) Beschwerden bzw. Vulnerabilitäten einwirken, sodass es zur Symptomverstärkung (Exazerbation) oder Dekompensation kommen kann. Für ein umfassendes Fallverständnis und für diagnostische Zwecke sollte darum eine sorgfältige Anamnese durchgeführt werden: Gibt es Hinweise auf körperliche und/oder psychische Vulnerabilitäten? Wenn ja, wie wurden diese bisher kompensiert? Lagen körperliche und/oder psychische Beschwerden schon vor der Infertilität vor? Wenn ja, haben sich die vorbestehenden Beschwerden durch die Infertilität verstärkt (Exazerbation)? Wie wirkt sich die aktuelle Belastung durch die Infertilität auf vorbestehende Beschwerden aus? Tritt die aktuelle Symptomatik erstmalig auf?

*Systemische Einordnung.* Welche Entwicklungsaufgaben stellen sich der Person (auch unabhängig von der aktuellen Symptomatik)? Welche nahen Bezugspersonen hat die Indexperson (z. B. Kinder, Beziehungsperson)? Wie wirkt die infertilitätsspezifische Belastung auf diese Beziehungen?

*Ressourcen.* Um das Ausmaß von Problemen zu verstehen und für die Behandlungsplanung sollten immer auch Ressourcen exploriert und erfragt werden. Hier geht es insbesondere um Ressourcen wie Selbstwirksamkeit, Rollenanpassung, Identifikation, funktionale Bewältigungsstrategien und soziale Ressourcen, die sich als hilfreich erwiesen haben und Schutzfaktoren darstellen (protektive Faktoren). Da Ressourcen aufgrund der aktuellen Belastung häufig brachliegen und daher nicht verfügbar sind, sollte explizit auch die Zeit vor der Infertilität exploriert werden.

**Screening & Diagnostik**
Für die Erfassung der Belastungen und Ressourcen in den verschiedenen Bereichen empfehlen wir folgende gut validierte und praktisch einsetzbare Fragebögen. Für ein genaues Verständnis über eine Zeitspanne hinweg können die Messungen im Verlauf der Psychotherapie wiederholt werden. Da die Belastungswerte in Abhängigkeit der Zyklus- oder medizinischen Behandlungsphase stark variieren können, sollten diese Aspekte beim Ausfüllen der Fragebögen miterhoben werden und in die Interpretation der Werte einfließen.

*Infertilitäts-spezifische Belastung.* Wir empfehlen den FertiQoL-Fragebogen (The Fertility Quality of Life, Boivin et al., 2011), der in verschiedenen Sprachen vorliegt (auf Deutsch: Fragebogen zu Kinderwunsch und Lebensqualität) und sehr gut in der Praxis eingesetzt werden kann. Der Fragebogen hat 24 Items und erfasst die emotionale, körperliche, kognitive, verhaltensbezogene, partnerschaftliche, soziale und behandlungsbezogene Belastung bei Infertilität. Das Messinstrument ist öffentlich zugänglich und kann zusammen mit weiteren Hintergrundinformationen heruntergeladen werden (siehe Literaturangaben).

*Allgemeine psychische Belastung.* Wir empfehlen, die Screening Fragebögen einzusetzen, die üblicherweise in der psychotherapeutischen Praxis im Rahmen der Diagnostik verwendet werden. Zu den gut validierten Screening-Fragebögen gehört zum Beispiel der „Brief Symptom Inventory" (BSI; Franke, 2000).

*Ressourcen.* Der Fragebogen zur Erfassung von Ressourcen und Selbstmanagementfähigkeiten (FERUS; Jack, 2007) kann in der Praxis gut eingesetzt werden. Folgende Ressourcenbereiche werden erhoben: Veränderungsmotivation, Coping, Selbstbeobachtung, Selbstwirksamkeit, Selbstverbalisation, Hoffnung und soziale Unterstützung.

*Partnerschaftsqualität.* Der FertiQoL-Fragebogen (siehe oben) erhebt die Partnerschaftsqualität mit. Für eine detailliertere Erhebung empfehlen wir den Partnerschaftsfragebogen (PFB; Hahlweg, 2016), der die subjektive Partnerschaftsqualität in den Bereichen Gemeinsamkeit/Kommunikation, Zärtlichkeit und Streitverhalten erfasst. Für eine Erhebung der partnerschaftlichen Unterstützung kann das Dyadic Coping Inventory (DCI; Bodenmann, 2008) eingesetzt werden.

*ICD-Diagnostik.* Die medizinischen Aspekte der Sterilität werden in der ICD-10 unter dem Klassentitel N (Krankheiten des Urogenitalbereichs) in den Kapiteln N46 (Sterilität beim Mann) und N97 (Sterilität der Frau) klassifiziert (WHO, 2016). Sobald psychische Symptome die Kriterien für eine psychische Störung erfüllen, sollten sie mit dem entsprechenden F-Code versehen werden. Wenn die psychische Symptomatik subklinisch ausgeprägt ist, kann die Kodierung Z73 (Probleme in Bezug auf Schwierigkeiten bei der Lebensbewältigung) erwogen werden.

## 5.4 Behandlungsmöglichkeiten

### 5.4.1 Psychotherapeutische Interventionen

In diesem Kapitel wird die Evidenz psychotherapeutischer Interventionen für die Behandlung der infertilitätsspezifischen Belastung zusammengefasst. Für eine individuelle und integrative psychotherapeutische Behandlung empfehlen wir die Exploration und Berücksichtigung von biopsychosozialen Belastungen und Folgen (Abschn. 5.2). Konkrete und praktische Inputs für die psychotherapeutische Behandlung finden sich im letzten Kapitel (Kap. 8).

Es gibt einige Hinweise auf die Wirksamkeit psychotherapeutischer Interventionen in Bezug auf die Besserung infertilitätsspezifischer Belastung und die Förderung von Ressourcen (z. B. Beziehungsqualität, Wohlbefinden). Zu den Interventionen, die sich für die Besserung von Belastungswerten als wirksam erwiesen haben, gehören psychosoziale Beratungsangebote, Entspannungsverfahren, Psychoedukation und Stressbewältigung, sowie Verhaltenstherapie. In aktuellen Übersichtsarbeiten wird jedoch darauf hingewiesen, dass keine eindeutigen Schlüsse gezogen und die Befunde nicht generalisiert werden können. Dies vor allem aufgrund methodischer Schwierigkeiten in den Studien und weil der Großteil von Interventionen an Frauen in reproduktionsmedizinischer Behandlung untersucht wurde, während Studien mit Männern, Paaren und Personen ohne medizinische Behandlung stark untervertreten sind (Dube et al., 2023; Kremer et al., 2023).

Psychotherapeutische Interventionen bei Infertilität werden in den Leitlinien der European Society of Human Reproduction and Embryology (ESHRE; Gameiro et al., 2015) und von der Arbeitsgemeinschaft der wissenschaftlich medizinischen Fachgesellschaften in Deutschland (AWMF; Wischmann et al., 2021) explizit empfohlen: Der individuelle Leidensdruck soll erhoben und die Interventionen bedarfsgerecht angeboten werden. Sowohl im Einzel- als auch im Paarsetting gibt es Hinweise auf wirksamere und weniger wirksame Interventionen (Dube et al., 2023). Eine vergleichende Untersuchung von paarorientierten Interventionen zeigte, dass längere Therapien mit sechs oder mehr Sitzungen gute Effekte zeigten bei der Reduktion von Depression, Ängstlichkeit, Stress und partnerschaftlichen Problemen, zudem waren Interventionen mit emotionsfokussierten, kognitiv-behavioralen und verhaltenstherapeutischen Ansätzen effektiver als andere Ansätze (wie z. B. narrative oder psychodynamische) (Thompson, 2021). Abgesehen von einigen wenigen systemischen, tiefenpsychologischen oder emotionsfokussierten Leitlinien liegen für die psychotherapeutische Praxis keine zugänglichen Manuale mit konkreten Handlungsanweisungen vor.

Im Folgenden wird ein bedarfsorientiertes, modulares Interventionsprogramm für Paare mit Infertilität kurz vorgestellt (FERTIFIT), das sich in der psychotherapeutischen Praxis gut umsetzen lässt (Yamanaka, 2023). Nach der Abklärungssitzung finden drei Sitzungen zur Stärkung partnerschaftlicher Ressourcen statt (Psychoedukation, Kommunikations- und Problemlösetraining, Sexualität). Diese partnerschaftlichen Fertigkeiten werden dann in den auswählbaren bewältigungsorientierten Modulen (Stressbewältigung, belastende Gedanken und Gefühle, Schon- und Vermeidungsverhalten, Streitmuster und individuelle Schemata) angewendet und geübt. Die Auswahl der bewältigungsorientierten Module geschieht in gemeinsamer Absprache mit dem Paar. Die Inhalte der Module beziehen sich auf Stress- und Ressourcenquellen, die bei Infertilität typischerweise eine Rolle spielen. In der Abschlusssitzung wird die zukünftige Umsetzung der gelernten Bewältigungsressourcen im Sinne einer Prophylaxe zusammengefasst. Jede Sitzung hat unabhängig von den wechselnden Inhalten folgende gleichbleibende Struktur: Standortbestimmung, Psychoedukation und Intervention mit praktischer Übung und Hausaufgaben. Je nach Bedarf und individueller Zielsetzung die Intervention 5–10 Sitzungen. FERTIFIT eignet sich auch für andere gynäkopsychologische Störungsbilder (Anpassung entsprechender Inhalte), lässt sich gut auch im Einzelsetting durchführen, und es können einzelne Module herausgegriffen werden.

### 5.4.2 Reproduktionsmedizinische Behandlungen

Ob reproduktionsmedizinische Behandlungen in Anspruch genommen werden, hängt im Wesentlichen von der Verfügbarkeit solcher Behandlungen und den sozioökonomischen Ressourcen ab. Zudem können ethische oder persönliche Werthaltungen eine Rolle spielen. Rund 50 % aller weltweit durchgeführten Behandlungen finden in Europa statt (Smeenk et al., 2023). Entsprechend können medizinische Behandlungen und deren Begleitung in der Praxis ein zentrales Thema darstellen. Betroffene Personen sind in der Regel sehr gut informiert über medizinische Behandlungen und geben auch gerne Auskunft. Gleichzeitig schätzen sie es, wenn Psychotherapeut:innen die wichtigsten reproduktionsmedizinischen Behandlungsabläufe und damit verbundenen typische Herausforderungen kennen (Abschn. 5.2).

Im Folgenden werden die häufigsten reproduktionsmedizinischen Begriffe und Behandlungsabläufe kurz erläutert. Für weiterführende Informationen empfehlen wir das psychosomatisch orientierte Buch „Einführung Reproduktionsmedizin“ (Wischmann, 2012) und für medizinische Informationen das Buch „Gynäkologische Endokrinologie und Kinderwunschtherapie: Prinzipien und Praxis“ von Amrani und Seufert (2023). Wir stützen uns auf das internationale Glossar für Infertilität und reproduktionsmedizinische Behandlungen (Zegers-Hochschild et al., 2017).

*Blastozyste.* Befruchtete Eizelle im Stadium rund 5–6 Tage nach der Befruchtung. Eine Blastozyste besteht aus einem flüssigkeitsgefüllten Inneren und einer äußeren Zellschicht. Die Qualität von Blastozysten wird im Labor beurteilt, dann werden sie eingefroren (kryokonserviert) oder in den Uterus transferiert.

*Einnistung (= Implantation).* Das Einnisten der Blastozyste in die Gebärmutterschleimhaut (Endometrium) beginnt rund 5–7 Tage nach der Befruchtung.

*Eizellspende.* Eizellspendende Personen werden in der Regel mittels Hormonbehandlung stimuliert, damit mehrere Eizellen heranreifen und gewonnen werden können. Die reifen Eizellen werden in vitro befruchtet und 5–6 Tage später transferiert.

*Embryo.* Bezeichnung für den biologischen Organismus, der aus der befruchteten Eizelle entstanden ist, bis 8 Wochen nach der Befruchtung.

*Embryo-Spende.* Transfer eines Embryos, das aus einer gespendeten Ei- *und* einer gespendeten Samenzelle entstanden ist.

*Follikelpunktion.* Die mittels Hormonbehandlung stimulierten und flüssigkeitsgefüllten Follikel werden punktiert und die reifen Eizellen abgesaugt. Die Punktion geschieht in der Regel unter leichter Narkose.

*In-vitro-Fertilisation (IVF).* Zusammenführen von Ei- und Samenzellen in vitro (in der Petrischale) für eine Befruchtung außerhalb des Körpers. Bei der klassischen In-vitro-Fertilisation werden mehrere Samenzellen mit einer Eizelle in einer Petrischale zusammengefügt.

*Intrazytoplasmatische Spermien Injektion (ICSI).* Eine einzelne Samenzelle wird direkt ins Zytoplasma der Eizelle injiziert. Die ICSI gilt als Unterform der IVF.

*Intrauterine Insemination (IUI).* Im Labor aufbereitete Spermien werden mittels einer Kanüle direkt in den Uterus eingeführt.

*Ovarielle Stimulation.* Hormonelle (pharmakologische) Behandlung mit dem Ziel, dass die Follikel in den Eierstöcken stimuliert werden und Eizellen heranreifen. Stimulationen werden vor geplantem Geschlechtsverkehr, Inseminationen und/oder IVF bzw. ICSI durchgeführt und häufig mit einer hormonellen Auslösung des Eisprungs kombiniert. Vor einer IVF/ICSI wird in der Regel die Reifung von mehreren Follikeln angestrebt, sodass mehrere Eizellen gewonnen werden können.

*Reproduktive Chirurgie.* Chirurgische Operationen für die Diagnose, Erhaltung, Korrektur oder Behandlung der reproduktiven Funktion.

*Samenspende.* Spendende Personen geben Ejakulat ab, das aufbereitet und häufig eingefroren wird. Die Spermien können für die Befruchtung von Eizellen eingesetzt werden.

*Spermiogramm.* Analyse des Ejakulats zur Untersuchung der Fertilität. Verschiedene Parameter werden erhoben, u. a.: Volumen, pH, Konzentration, sowie Motilität (Beweglichkeit), Vitalität (Anteil lebender Spermien) und Morphologie (Form) der Spermien.

*Testikuläre Spermienextraktion (TESE).* Vitale Spermien werden direkt aus den Hoden gewonnen (mittels Biopsie). Dieses Vorgehen wird gewählt, wenn im Ejakulat keine Spermien gefunden werden können (Azoospermie).

*Timed Intercourse (= geplanter Geschlechtsverkehr).* Timed Intercourse wird häufig mit einem Zyklusmonitoring (regelmäßige Überprüfung des Zyklus) und manchmal mit einer niedrigdosierten Stimulation und Auslösung des Eisprungs kombiniert, damit das optimale Befruchtungszeitfenster genau festgelegt werden kann.

*Transfer.* Das Embryo (bzw. die Blastozyste) wird 1 bis 7 Tage nach der In-vitro-Fertilisation (IVF oder ICSI) mittels einer Kanüle in den Uterus transferiert. Transfers sind i.d.R. weitgehend schmerzlos und können ohne Anästhesie durchgeführt werden.

## Literatur


Amrani, M., & Seufert, R. (Hrsg.). (2023). *Gynäkologische Endokrinologie und Kinderwunschtherapie: Prinzipien und Praxis*. Springer.

Bodenmann, G. (2008). *Dyadisches Coping Inventar: DCI*. Huber und Hogrefe.

Boivin, J., Takefman, J., & Braverman, A. (2011). The fertility quality of life (FertiQoL) tool: Development and general psychometric properties. *Human Reproduction, 26*(8), 2084–2091.

Dube, L., Bright, K., Hayden, K. A., & Gordon, J. L. (2023). Efficacy of psychological interventions for mental health and pregnancy rates among individuals with infertility: A systematic review and meta-analysis. *Human Reproduction Update, 29*(1), 71–94.

Franke, G. H. (2000). *BSI: Brief Symptom Inventory von LR Derogatis (Kurzform der SCL-90: deutsche Version: Testmappe)*. Beltz Test.

Gameiro, S., Boivin, J., Dancet, E., de Klerk, C., Emery, M., Lewis-Jones, C., et al. (2015). ESHRE guideline: Routine psychosocial care in infertility and medically assisted reproduction – A guide for fertility staff. *Human Reproduction, 30*(11), 2476–2485.

Gana, K., & Jakubowska, S. (2016). Relationship between infertility-related stress and emotional distress and marital satisfaction. *Journal of Health Psychology, 21*(6), 1043–1054.

Greil, A. L., Slauson-Blevins, K., & McQuillan, J. (2010). The experience of infertility: A review of recent literature. *Sociology of Health & Illness, 32*(1), 140–162.

Hahlweg, K. (2016). *Fragebogen zur Partnerschaftsdiagnostik (FPD): Partnerschaftsfragebogen PFB, Partnerschaftsfragebogen Kurzform PFB-K, Problemliste PL und Fragebogen zur Lebensgeschichte und Partnerschaft (FLP-R), 2. neu normierte u. erweiterte Aufl.* Hogrefe.

Jack, M. (2007). *FERUS – Fragebogen zur Erfassung von Ressourcen und Selbstmanagementfähigkeiten. Manual*. Hogrefe.

Kremer, F., Ditzen, B., & Wischmann, T. (2023). Effectiveness of psychosocial interventions for infertile women: A systematic review and meta-analysis with a focus on a method-critical evaluation. *PLoS One, 18*(2), e0282065.

Lucksted, A., & Drapalski, A. L. (2015). Self-stigma regarding mental illness: Definition, impact, and relationship to societal stigma [Editorial]. *Psychiatric Rehabilitation Journal, 38*(2), 99–102.

Peterson, B. D., Pirritano, M., Block, J. M., & Schmidt, L. (2011). Marital benefit and coping strategies in men and women undergoing unsuccessful fertility treatments over a 5-year period. *Fertility and Sterility, 95*(5), 1759–1763.

Rooney, K. L., & Domar, A. D. (2018). The relationship between stress and infertility. *Dialogues in Clinical Neuroscience, 20*(1), 41–47.

Smeenk, J., Wyns, C., De Geyter, C., Kupka, M., Bergh, C., Cuevas Saiz, I., et al. (2023). ART in Europe, 2019: Results generated from European registries by ESHRE. *Human Reproduction, 38*(12), 2321–2338.

Thoma, M., Fledderjohann, J., Cox, C., & Kantum Adageba, R. (2021, März 25). Biological and Social Aspects of Human Infertility: A Global Perspective. *Oxford Research Encyclopedia of Global Public Health*. https://oxfordre.com/publichealth/view/10.1093/acrefore/9780190632366.001.0001/acrefore-9780190632366-e-184. Zugegriffen am 21.10.2025.

Thompson, J. (2021). The effectiveness of couple therapy on psychological and relational variables and pregnancy rates in couples with infertility: A systematic review. *Australian and New Zealand Journal of Family Therapy, 42*(2), 120–144.

Wischmann, T. (2012). *Einführung Reproduktionsmedizin: Medizinische Grundlagen–Psychosomatik–Psychosoziale Aspekte*. utb GmbH.

Wischmann, T. (2024). Psychological aspects of infertility. *Medizinische Genetik, 36*(3), 171–177.

Wischmann, T., Borkenhagen, A., David, M., Dorn, A., Dorn, C., Gagsteiger, F., …, & Kentenich, H. (2021). *Psychosomatically oriented diagnostics and therapy for fertility disorders. Guideline of the DGPFG* (S2k-Level, AWMF registry number 016/003, December 2019). *Geburtshilfe und Frauenheilkunde, 81*(07), 749–768. Langfassung: https://register.awmf.org/de/start

World Health Organization. (2016). *International statistical classification of diseases and related health problems* (10. Aufl.).

World Health Organization. (2023). *Infertility prevalence estimates, 1990–2021*. World Health Organization.

Yamanaka-Altenstein, M. (2023). Bedarfsorientierte kognitiv-behaviorale intervention für Paare mit Infertilität (FERTIFIT): Eine Pilotstudie zur Entwicklung, Durchführbarkeit und Akzeptanz. *PPmP-Psychotherapie· Psychosomatik· Medizinische Psychologie, 73*(05), 197–205.

Yamanaka-Altenstein, M., Rauch-Anderegg, V., & Heinrichs, N. (2022). The link between infertility-related distress and psychological distress in couples awaiting fertility treatment: A dyadic approach. *Human Fertility, 25*(5), 924–938.

Zegers-Hochschild, F., Adamson, G. D., Dyer, S., Racowsky, C., De Mouzon, J., Sokol, R., et al. (2017). The international glossary on infertility and fertility care, 2017. *Human Reproduction, 32*(9), 1786–1801.

## Ratgeber & hilfreiches Material zum Abgeben

### Artikel & Bücher

Alder, J. (2022). *Ratgeber Unerfüllter Kinderwunsch: Informationen für Betroffene und Angehörige* (Bd. 49). Hogrefe Verlag GmbH & Company KG.

Bongers-Merker, G., Gaiser, J., Grau, R., Green, L., Holl, E., Horn, K., et al. (2022). *Kinderwunsch: Der Ratgeber des Beratungsnetzwerkes Kinderwunsch Deutschland (BKiD)*. Kohlhammer Verlag.

Wischmann, T. (2024). Psychological aspects of infertility. *Medizinische Genetik, 36*(3), 171–177. (PDF kann heruntergeladen werden).

Wischmann, T. (2012). *Einführung Reproduktionsmedizin: Medizinische Grundlagen - Psychosomatik - Psychosoziale Aspekte*. utb GmbH.

### Fragebogen (Infertilitäts-spezifische Belastung)

FertiQoL: Boivin, J, Takefman, J., & Braverman, A. (2011). The fertility quality of life (FertiQoL) tool: Development and general psychometric properties. *Human Reproduction, 26*(8), 2084–2091. Herunterladen & Hinweise zur Auswertung: https://sites.cardiff.ac.uk/fertiqol/

# Peripartalzeit in der psychotherapeutischen Praxis

# 6

Obwohl Schwangerschaften und Geburten zu den häufigsten gynäkopsychologischen Erscheinungen gehören, wird in diesem Buch auf eine Einführung verzichtet. Probleme im Peripartum erfordern aufgrund ihrer klinischen Relevanz und potenziellen Letalität spezifisches Wissen und Vorgehen. Die wichtigsten Besonderheiten dieser Lebensphase, die für die psychotherapeutische Behandlung relevant sind, werden hier von einer spezialisierten Kollegin (Dr. phil. Angela Häne) kurz zusammengefasst.

**Einleitung**

Psychische Störungen zählen zu den häufigsten gesundheitlichen Herausforderungen während der Schwangerschaft und im ersten Jahr nach der Geburt (Peripartalzeit). Aufgrund zahlreicher Anpassungs- und Adaptationsleistungen, welche mit der Mutterschaft einhergehen, stellt die Peripartalzeit eine besonders vulnerable Phase für die Entstehung oder Exazerbation psychischer Störungen dar. Mit Eintritt einer Schwangerschaft werden hormonelle, körperliche und neuroplastische Veränderungen angestoßen, wodurch sich das emotionale Erleben einer Frau weit über die Geburt hinaus deutlich verändern kann (Pawluski 2024). Viele Frauen werden sensibler und nehmen insbesondere die negativen Emotionen intensiver wahr (Pearson et al., 2009). Ängste, Unsicherheit und Sorgen können wiederum durch Schlafdefizite verstärkt werden. Die Beurteilung, inwiefern die psychischen Symptome im Rahmen der Peripartalzeit als normal eingestuft werden können oder aber einer psychischen Störung zuzuordnen sind, gestaltet sich in der psychotherapeutischen Praxis häufig schwierig, da der Übergang von einzelnen (subklinischen) Symptomen bis hin zu einer diagnostizierbaren klinischen Störung oft fließend verläuft.



M. Yamanaka, L. Eisenegger, *Gynäkopsychologie in der psychotherapeutischen Praxis*, Psychotherapie: Therapiegestaltung & Praxismanagement,
https://doi.org/10.1007/978-3-662-72284-8_6

**Psychische Störungen in der Peripartalzeit**

Rund jede siebte Frau leidet peripartal an einer psychischen Störung (Meltzer-Brody et al., 2018). Zu den häufigsten psychischen Störungen in der Peripartalzeit zählen Depressionen (rund 14 %, Liu et al., 2022), Angststörungen (11–22 %, Fairbrother et al., 2016) und Zwangsstörungen (2,6–7 %, Fairbrother et al., 2021). Eine unerkannte und unbehandelte Depression kann ein bedrohliches Ausmaß annehmen; Schätzungen zufolge gehen rund 20 % aller Todesfälle bei Müttern in der Peripartalzeit auf Suizid zurück (Dagher et al., 2021). Etwa 3–6 % aller Frauen entwickeln eine posttraumatische Belastungsstörung als Folge einer traumatisch erlebten Geburt (Yildiz et al., 2017). Die postpartale Psychose gilt mit einer Prävalenz von 1 % als eine seltene, aber schwere psychische Erkrankung, welche mit einer möglichen Selbst- und Fremdgefährdung einhergehen kann und eine sofortige psychiatrische Behandlung notwendig macht (VanderKruik et al., 2017). Psychische Störungen treten peripartal häufig komorbid auf und können den Schwangerschafts- und Geburtsverlauf, sowie die Partnerschaft und die Mutter-Kind-Bindung negativ beeinflussen.

**Peripartalzeit in der Psychotherapie**

Für die psychotherapeutische Behandlung stellt die Peripartalzeit aufgrund unterschiedlicher Faktoren eine Herausforderung dar (Forster & Häne, 2026). Aufgrund der Involviertheit verschiedener Fachpersonen geht die psychotherapeutische Behandlung mit einem hohen Koordinationsaufwand einher. Oft stehen betroffenen Eltern nur knappe zeitliche Ressourcen zur Verfügung, sodass sie häufig erst dann psychotherapeutische Unterstützung aufsuchen, wenn der Leidensdruck hoch ist.

Bei der diagnostischen Abklärung ist es essenziell, interdisziplinäre Aspekte mit einzubeziehen. Körperliche Erkrankungen – wie etwa eine Unter- oder Überfunktion der Schilddrüse – sowie Mangelzustände, beispielsweise eine Eisenmangelanämie, können in dieser Lebensphase auftreten und ähnliche Symptome wie psychische Störungen hervorrufen. Somatische Ursachen sollten daher in differenzialdiagnostische Überlegungen miteinbezogen werden. Für die Erhebung psychischer Symptome in der Peripartalzeit gibt es bisher kaum validierte Instrumente, mit Ausnahme der Edinburgh-Postnatal-Depressions-Skala (EPDS) zur Erfassung einer postpartalen Depression (Cox et al., 1987; Bergant et al., 1998). In der psychotherapeutischen Praxis kommen daher häufig Diagnostikinstrumente zum Einsatz, die nicht spezifisch für die Peripartalzeit entwickelt wurden.

Psychische Störungen in dieser Lebensphase zeigen sich oft in veränderter Form und beziehen sich thematisch stark auf die aktuelle Situation als (werdende) Mutter. Beispielsweise treten generalisierte Ängste in der Peripartalzeit häufig in Bezug auf die Gesundheit des Kindes oder dessen Entwicklung auf, bei Depressionen tritt die Sorge auf, den Anforderungen als Mutter nicht gerecht zu werden, oder es können sexuelle oder aggressive Zwangsgedanken aufkommen, die sich auf das eigene Kind beziehen und sowohl für Betroffene als auch für behandelnde Personen stark verunsichernd sind. Das Vorgehen der psychotherapeutischen Behandlung sollte daher auf die Spezifität der Peripartalzeit angepasst werden. Beispielsweise steht im Rahmen einer depressiven Störung in dieser Zeit weniger die Aktivierung im Vordergrund, sondern vielmehr die Förderung von Selbstfürsorge und die konkrete Organisation von Entlastung (Forster & Häne, 2026).

**Dr. phil. Angela Häne**

**Zusammenfassung**
Eine wirksame psychotherapeutische Behandlung in der Peripartalzeit setzt ein umfassendes Verständnis der biopsychosozialen Besonderheiten in dieser sensiblen Lebensphase voraus. Ebenso sind fundierte Kenntnisse über die spezifische Symptomatik und entsprechende therapeutische Anpassungen unerlässlich. Für eine Vertiefung in diese Thematik empfehlen wir das praxisorientierte Fachbuch „Psychotherapie in der Peripartalzeit" von Forster und Häne (2026).

## Literatur

Bergant, A. M., Nguyen, T., Heim, K., Ulmer, H., & Dapunt, O. (1998). Deutschsprachige Fassung und Validierung der „Edinburgh postnatal depression scale" [German language version and validation of the Edinburgh postnatal depression scale]. *Deutsche Medizinische Wochenschrift, 123*(3), 35–40.

Cox, J. L., Holden, J. M., & Sagovsky, R. (1987). Detection of postnatal depression: Development of the 10-item Edinburgh postnatal depression scale. *British Journal of Psychiatry, 150*, 782–786.

Dagher, R. K., Bruckheim, H. E., Colpe, L. J., Edwards, E., & White, D. B. (2021). Perinatal depression: Challenges and opportunities. *Journal of Women's Health, 30*(2), 154–159.

Fairbrother, N., Janssen, P., Antony, M. M., Tucker, E., & Young, A. H. (2016). Perinatal anxiety disorder prevalence and incidence. *Journal of Affective Disorders, 200*, 148–155.

Fairbrother, N., Collardeau, F., Albert, A. Y. K., Challacombe, F. L., Thordarson, D. S., Woody, S. R., & Janssen, P. A. (2021). High prevalence and incidence of obsessive-compulsive disorder among women across pregnancy and the postpartum. *Journal of Clinical Psychiatry, 82*(2), 20m13398.

Forster, F., & Häne, A. (2026). *Psychotherapie in der Peripartalzeit. Behandlung psychischer Störungen im Übergang zur Elternschaft*. Hogrefe.

Liu, X., Wang, S., & Wang, G. (2022). Prevalence and risk factors of postpartum depression in women: A systematic review and meta-analysis. *Journal of Clinical Nursing, 31*(19–20), 2665–2677.

Meltzer-Brody, S., Larsen, J. T., Petersen, L., Guintivano, J., Florio, A. D., Miller, W. C., Sullivan, P. F., & Munk-Olsen, T. (2018). Adverse life events increase risk for postpartum psychiatric episodes: A population-based epidemiologic study. *Depression and Anxiety, 35*(2), 160–167.

Pawluski, J. L. (2024). The parental brain, perinatal mental illness, and treatment: A review of key structural and functional changes. *Seminars in Perinatology, 48*(6), 151951.

Pearson, R. M., Lightman, S. L., & Evans, J. (2009). Emotional sensitivity for motherhood: Late pregnancy is associated with enhanced accuracy to encode emotional faces. *Hormones and Behavior, 56*(5), 557563.

VanderKruik, R., Barreix, M., Chou, D., et al. (2017). The global prevalence of postpartum psychosis: A systematic review. *BMC Psychiatry, 17*, 272.
Yildiz, P. D., Ayers, S., & Phillips, L. (2017). The prevalence of posttraumatic stress disorder in pregnancy and after birth: A systematic review and meta-analysis. *Journal of Affective Disorders, 208*, 634–645.

# Menopausale Transition 7

## 7.1 Einführung

**Definition** Die *Menopause* wird als Zeitpunkt der letzten Menstruation vor Ausbleiben der Menstruation in zwölf aufeinanderfolgenden Monaten definiert. Nach diesen zwölf Monaten ohne Menstruation beginnt die Phase der *Postmenopause*. Die *Prämenopause* bezeichnet den Zeitraum vor der Menopause, in dem erste Anzeichen für eine schwankende Hormonproduktion auftreten. Die *Perimenopause* beschreibt die Übergangsphase, die vor der Menopause mit deutlichen Zyklusveränderungen beginnt und bis zur Postmenopause dauert. Die Perimenopause, die durchschnittlich 5–10 Jahre dauert, ist geprägt von endokrinologischen und biologischen Veränderungen und geht häufig mit klinischen Beschwerden einher. Tritt die Menopause vor dem 40. Lebensjahr ein, wird von einer vorzeitigen Menopause (Klimakterium praecox) gesprochen (Ortmann et al., 2024).

**Begriffsklärung**

*Perimenopause*. Der Zeitraum der Perimenopause wird umgangssprachlich auch als „Wechseljahre“, in der Schweiz als „Abänderung“, und im medizinischen Sprachgebrauch als „Klimakterium“ bezeichnet. Da diese Phase besonders von Veränderungen und Beschwerden betroffen ist, finden sich hier die meisten Bezeichnungen.

*Menopausale Transition*. Sämtliche Veränderungen im Zusammenhang mit der hormonellen Umstellung um die Menopause herum (Prä-, Peri- und Postmenopause) können als „menopausale Transition“ zusammengefasst werden.



M. Yamanaka, L. Eisenegger, *Gynäkopsychologie in der psychotherapeutischen Praxis*, Psychotherapie: Therapiegestaltung & Praxismanagement,
https://doi.org/10.1007/978-3-662-72284-8_7

*Zeitpunkt, Phasen & Umgangssprache.* Für das Verständnis hilfreich ist die Unterscheidung zwischen dem Begriff der „Menopause“, der für einen definierbaren Zeitpunkt steht, und den Bezeichnungen „Prä-, Perimenopause“, die weniger klar definierte und sich überschneidende Zeitabschnitte beschreiben. Umgangssprachlich wird mit „ich bin in der Menopause“ häufig ausgedrückt, dass man sich in der Phase der Peri- oder Postmenopause befindet.

**Prävalenz**

Die Menopause tritt bei den meisten Personen mit weiblichen Geschlechtsorganen im Alter zwischen 47 und 54 Jahren ein. Danach wird rund ein Drittel der Gesamtlebensjahre verbracht – Schätzungen zufolge befinden sich rund 11 % der weiblichen Bevölkerung in Deutschland in der postmenopausalen Phase (Ortmann et al., 2024). Zwischen dem 45. und 60. Lebensjahr sind 64–95 % aller Menschen mit weiblichen Geschlechtsorganen von peri- und postmenopausalen Beschwerden betroffen. Bei rund 40 % ist die Symptomatik so ausgeprägt, dass die Berufstätigkeit oder Funktionsmöglichkeit im Alltag eingeschränkt ist (Nappi et al., 2021).

**Ursachen**

Infolge des natürlichen Abbaus der Eizellreserven und der reduzierten Funktion der Eierstöcke (Ovare) in der Perimenopause kommt es zu einer Abnahme der ovariellen Östradiol- und Progesteron-Produktion. Als Reaktion darauf und um die Hormonproduktion in den Follikeln zu stimulieren, wird in der Hypophyse mehr follikelstimulierendes Hormon (FSH) freigesetzt. Gleichzeitig führt eine unregelmäßige Ausschüttung des Gonadotropin-Releasing Hormons (GnRH) im Hypothalamus zu einem verlangsamten Anstieg des luteinisierenden Hormons (LH) in der Zyklusmitte, der für den Eisprung wichtig ist. Es kommt zu einem stark schwankenden Östradiolspiegel, einer graduellen Abnahme der Ovulation und damit zu einer Veränderung der Zyklusdauer, bis hin zur letzten Ovulation unmittelbar vor der Menopause (Gatenby & Simpson, 2024). Der in der Perimenopause stark schwankende und insgesamt abnehmende Östradiolspiegel kann zu verschiedenen körperlichen und psychischen Symptomen führen. Die reduzierte ovarielle Aktivität trägt zudem mittelfristig zu einer Abnahme der Androgen-Produktion (u. a. Testosteron) bei. Diese hormonellen Veränderungen können sich negativ auf Schweregrad, Häufigkeit und Verlauf von typischen Erkrankungen in dieser Lebensphase auswirken, wie z. B. kardiovaskuläre Erkrankungen, Malignome, Osteoporose, Demenz und Depressionen (Ortmann et al., 2024). Es gibt mittlerweile gute Hinweise darauf, dass Personen unterschiedlich sensitiv auf Hormonschwankungen in der menopausalen Transition reagieren (Pope et al., 2017).

Neben den beschriebenen biologischen Ursachen gibt es eine Reihe von psychosozialen Faktoren, welche die Ausprägung der Symptomatik und deren Auswirkungen auf die Person und ihr Umfeld modulieren können. Diese Zusammenhänge werden unten ausführlich beschrieben (Abschn. 7.2).

**Symptomatik**

Im Folgenden werden bekannte und häufige Beschwerden in der menopausalen Transition kurz zusammengefasst. Sie werden in vasomotorische, urogenitale, psychische/kognitive und weitere Symptome eingeteilt (Ortmann et al., 2024; Gatenby & Simpson, 2024).

*Vasomotorische Symptome.* Hitzewallungen, Hautrötungen und Schweißausbrüche werden als Kardinalsymptome der menopausalen Transition bezeichnet. In der Perimenopause leiden rund die Hälfte, in der Postmenopause 30–80 % aller betroffenen Personen unter diesen Beschwerden. Vasomotorische Symptome können die Schlafqualität, die Konzentrationsfähigkeit, die Stimmung, die Energie und die sexuelle Aktivität negativ beeinflussen und wirken daher sehr gewichtig auf das Gesamtbefinden und die Lebensqualität ein. Kopfschmerzen, Herzrasen und Schwindel sind weitere vasomotorische Symptome, die in der Peri- und Postmenopause vermehrt auftreten können. Es wird angenommen, dass der absinkende Östradiolspiegel auf das Thermoregulationszentrum im Hypothalamus einwirkt und so zu einer vasomotorischen Dysregulation führt.

*Urogenitale Symptome.* Die Rückbildung des Gewebes im Urogenitalsystem (vulvovaginale Atrophie) kann zu verschiedenen sehr unangenehmen Folgeerscheinungen wie Scheidentrockenheit, Abnahme der Elastizität der Scheide, Hautrisse, erhöhte Infektanfälligkeit, Brennen, Jucken, Harndrang, Inkontinenz und Schmerzen beim Geschlechtsverkehr (Dispareunie) führen. Diese Folgeerscheinungen, häufig auch in Kombination mit einem sinkenden Testosteronspiegel, können zu einer Abnahme der sexuellen Lust (Libido) beitragen. Urogenitale Symptome sind aufgrund der Stigmatisierung wenig bekannt und werden entsprechend zögerlich thematisiert.

*Kognitive und psychische Symptome.* Einige Personen berichten von kognitiven Symptomen wie Konzentrationsschwierigkeiten, Leistungseinbußen, Ermüdbarkeit und Erschöpfung, was häufig als „Brain fog" zusammengefasst wird. Stimmungsschwankungen werden von rund 75 % aller betroffenen Menschen berichtet, und 8–40 % leiden unter depressiven Symptomen. Viele Personen empfinden Nervosität, innere Unruhe, Reizbarkeit, Aggressivität, Ängstlichkeit und Panik. Die perimenopausale Phase (im Vergleich zur Postmenopause) scheint besonders anfällig zu sein für die Entwicklung von depressiven und Angst Symptomen.

*Weitere Beschwerden.* Aufgrund der abnehmenden Ovarialfunktion kann es vor der Menopause zu *Blutungsstörungen* kommen: Etwa ein Drittel aller Personen berichtet von sehr starken Blutungen während mehr als 3 Tagen, zwei Drittel von Durchbruchsblutungen (Blutungen außerhalb der Menstruationsphase) während mehr als 6 Tagen, und rund 80 % von verlängerten Menstruationsblutungen (> 10 Tage). Während der menopausalen Transition kann es zu einem signifikanten Anstieg von *Muskel- und Gelenkschmerzen* kommen, die rheuma-ähnlich erscheinen. Die Atrophie des Gewebes zeigt sich nicht nur im urogenitalen System, sondern auch im allgemeinen *Hautbild*: Die Haut wird insgesamt dünner und trockener, und es kann zu *Haarausfall* kommen. Rund 42 % aller betroffenen Personen berichten (auch unabhängig von vasomotorischen Symptomen) von *Schlaf-*

*störungen*. Nach der Menopause wird häufig ein beschleunigter Knochenabbau beobachtet (*Osteoporose*), da der normale Knochenstoffwechsel vornehmlich durch Sexualhormone und insbesondere durch Östrogene reguliert wird. Bei einigen Personen führen metabolische Veränderungen während der menopausalen Transition zu *Gewichtszunahmen*.

*Keine oder positive Veränderungen*. Es ist wichtig zu erwähnen, dass einige Personen keine maßgeblichen Veränderungen wahrnehmen und andere die Veränderungen als positiv empfinden (z. B. Entlastung oder Befreiung durch Wegfall des Menstruationszyklus und der Fruchtbarkeit). Zudem geht die menopausale Transition häufig mit persönlichen Entwicklungen in der Lebensmitte einher, die auch eine Phase der Neuorientierung, der persönlichen Reifung und der Selbstbehauptung bedeuten können.

## 7.2 Biopsychosoziale Belastungen und Folgen

Das Vorhandensein, die Ausprägung und Wahrnehmung von Belastungen, sowie der dadurch entstehende Leidensdruck sind interindividuell sehr unterschiedlich und hängen von biopsychosozialen Faktoren ab. Diese werden anhand einer Bubble-Map übersichtlich dargestellt (Abb. 7.1), mit wissenschaftlichem Hintergrund beschrieben und anhand von Beispielen aus der Betroffenenperspektive angereichert. Die Inhalte dieses Kapitels können für die Exploration, die Psychoedukation, das individuelle Fallverständnis und die Therapieplanung in der psychotherapeutischen Praxis genutzt werden.

**Körperliche Aspekte**

Die körperlichen Symptome wurden oben zusammengefasst (Abschn. 7.1). Für eine Beurteilung des individuellen Leidensdrucks kann es sinnvoll sein, die körperlichen Veränderungen in „sichtbare" und „unsichtbare" Symptome einzuteilen. In der Praxis stellen wir fest, dass vasomotorische Symptome wie Hitzewallungen und Schwitzen, ein verändertes Hautbild, sowie Muskel- und Gelenkschmerzen wegen ihrer Sichtbarkeit als besonders belastend wahrgenommen werden. Aber auch „unsichtbare" Beschwerden (wie vulvovaginale Atrophie) können aufgrund der schambehafteten Thematik und des erschwerten Austauschs darüber sehr belastend sein. Soziale und behandlungsbezogene Aspekte scheinen einen relevanten Einfluss auf die Wahrnehmung von körperlichen Symptomen zu haben: Studien zeigen, dass sozialer Austausch und eine gut informierte Vorbereitung auf mögliche Symptome den Leidensdruck signifikant mindern können (Hickey et al., 2022). Somit kommen der Sensibilisierung und Psychoedukation in der Psychotherapie eine besondere Bedeutung zu.

**Praxisbeispiele**

„Ich halte es nicht mehr aus – ich habe mehrmals täglich völlig aus dem Nichts diese krassen Hitzewallungen. Ich schwitze wie ein Pferd und alle sehen es, wie peinlich!"; „Ich bin total erschöpft, weil ich seit Monaten nicht mehr richtig schlafen kann."; „Mir sieht man die Wechseljahre doch an! Ich fühle mich überhaupt nicht mehr attraktiv."; „Ich bin einfach nicht mehr ich selbst, fühle mich alt und zerbrechlich."; „Letzthin hatte

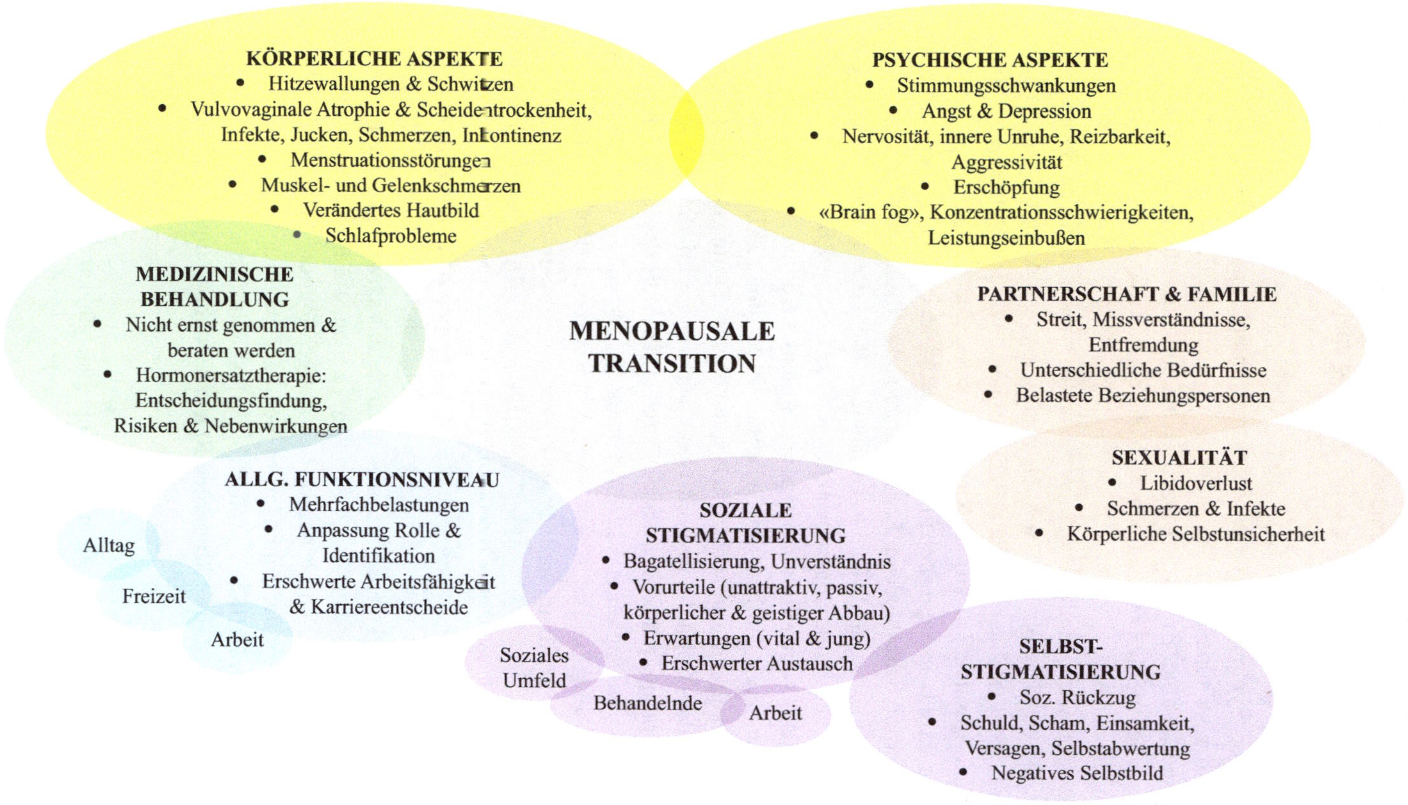


**Abb. 7.1** Biopsychosoziale Belastungen und Folgen bei der menopausalen Transition

ich im Büro während einer Sitzung eine so krass starke Blutung, ich musste sofort rausrennen und habe gehofft, dass niemand die Blutflecken sieht.“; „Ich hasse meine Scheide, sie tut nur noch weh, es juckt die ganze Zeit und ich habe auch ständig Infekte.“ ◀

**Psychische Aspekte**

Die psychischen Symptome wurden oben zusammengefasst (Abschn. 7.1). Psychische Probleme in der menopausalen Transition sind naheliegenderweise der häufigste Grund für das Aufsuchen einer psychotherapeutischen Unterstützung. Es ist jedoch nicht immer gegeben, dass betroffene Personen von sich aus einen Zusammenhang mit menopausalen Veränderungen sehen.

Anamnestisch vorliegende depressive Episoden, vasomotorische Symptome, psychosoziale Stressoren, Verzicht auf Hormonsubstitution, verlängerte Perimenopause sowie Hormonsensitivität erhöhen die Wahrscheinlichkeit einer depressiven Symptomatik während der menopausalen Transition (Riecher-Rössler, 2020; Alblooshi et al., 2023). Insgesamt ist das Risiko, in dieser Lebensphase psychische Probleme zu entwickeln, deutlich erhöht. Es werden verschiedene Erklärungsmodelle diskutiert: Erstens können vasomotorische Symptome und damit verbundene Schlafprobleme, Leistungseinbußen, Energielosigkeit und Stimmungsschwankungen das Gesamtbefinden negativ beeinflussen und die psychische Vulnerabilität erhöhen. Zweitens wird diskutiert, ob hormonelle Veränderungen über ihren Einfluss auf das serotonerge- und GABA-erge System mit Depression, Reizbarkeit und Angst assoziiert sein könnten. Drittens konnte in Tierversuchen gezeigt werden, dass Östradiol neuroprotektiv wirkt und somit die Wahrscheinlichkeit für psychische Symptome reduzieren kann. Durch den Abfall des Östradiolspiegels würde diese Schutzfunktion wegfallen. Viertens können psychosoziale Faktoren eine Rolle spielen: Das Bewusstsein über das Altern, Anpassungsprozesse (Rollen- und Identifikationsentwicklung), sowie soziokulturelle Erwartungen haben einen Einfluss auf die psychische Vulnerabilität (Alblooshi et al., 2023; Riecher-Rössler, 2020; Ortmann et al., 2024).

*Kognitive Aspekte.* Die kognitiven Probleme wurden oben zusammengefasst (Abschn. 7.1) und zählen ebenfalls zu den „sichtbaren“ Symptomen. Bei der Arbeit oder anderen leistungsbezogenen Tätigkeiten können Konzentrationsschwierigkeiten und Leistungseinbußen offensichtlich werden, die zusätzlich zu den anderen sichtbaren Symptomen Stigmatisierungsvorgänge und Mobbing begünstigen (Whiley et al., 2023). Wir machen die Erfahrung, dass kognitive Einbußen während der menopausalen Transition wenig bekannt sind. Sie können Gefühle wie Kontrollverlust, Hilflosigkeit und Scham hervorrufen und sind daher bezüglich ihrer klinischen Relevanz nicht zu unterschätzen.

**Praxisbeispiele**

„Es geht auf und ab: Heute Morgen ging es mir supergut, jetzt bin ich total traurig und heute Abend werde ich wahrscheinlich wieder einen Streit anzetteln!“; „Ich komme fast nicht mehr aus dem Bett, fühle mich so erschöpft und wertlos, es macht doch alles keinen Sinn so.“; „Ich mache mir plötzlich so viele Sorgen und bin ein richtiger Angsthase geworden. Das bin nicht ich!“; „Ich fange die ganze Zeit an zu streiten – so kenne ich mich nicht und so will ich auch nicht sein!“ „Ich fühle mich richtig dumm und schwer von Begriff. Dinge, die ich früher mit

Links geschafft habe, checke ich überhaupt nicht mehr!"; „Bin ich dement? Kriege ich Alzheimer?"; „Meine Chefin hat mich letzthin so richtig zusammengepflaumt, ich sei so langsam geworden, was denn mit mir los sei, so gehe das nicht weiter." ◀

**Partnerschaft, Familie & Sexualität**

Die menopausale Transition kann über verschiedene Wege auf relevante Beziehungen einwirken: So können körperliche Beschwerden (wie z. B. vasomotorische Symptome) zu Schlafstörungen und Irritabilität führen, die das individuelle und partnerschaftliche Gesamtbefinden negativ beeinflussen. Schmerzen beim Geschlechtsverkehr (Dispareunie) und eine reduzierte Libido können negativ auf die Sexualität einwirken und die Beziehungsqualität beeinträchtigen (Riecher-Rössler, 2020). Psychische Symptome wie Depression und Ängstlichkeit beeinflussen das Befinden beider Partnerpersonen und die Beziehungsqualität negativ. Psychosoziale Belastungsfaktoren wie Identifikations- und Rollenveränderungen, sowie unterschiedliche Bedürfnisse können Partnerschaften und Familien zusätzlich belasten (Riecher-Rössler, 2020; Ussher et al., 2015). Personen in glücklichen Partnerschaften geben weniger starke menopausale Beschwerden an. Es wird daher angenommen, dass eine hohe Partnerschaftsqualität protektiv auf die Stärke der Symptomatik einwirkt (Jarecka & Bielawska-Batorowicz, 2017). Für die Praxis können wir daraus ableiten, dass der Beziehungskontext von zentraler Bedeutung ist für die Ausprägung der Symptomatik, das individuelle Fallverständnis und die Behandlung einer vorliegenden Problematik.

**Praxisbeispiele**

„Was ist mit mir los? Ich kann meinen Partner plötzlich nicht mehr riechen, er nervt nur noch!"; „Der Sex ist nur noch eine Pflicht, es tut weh und ich fühle mich auch nicht begehrenswert."; „Ich bin so beschäftigt mit meinem Job, den Kindern und meinen eigenen Problemen. Da hat die Beziehung einfach keinen Platz mehr!"; „Ich kämpfe gleichzeitig mit meinen Hitzewallungen, dem Älterwerden und tausend weiteren Dingen. Meine jüngere Partnerin ist an einem ganz anderen Punkt und versteht mich überhaupt nicht. Wir entfernen uns voneinander."; „Mein Mann wird mit dem Alter attraktiver – ich hingegen welke so vor mich hin, ich schäme mich vor ihm und fühle mich hässlich." ◀

**Soziale und Selbst-Stigmatisierung**

Ein Großteil betroffener Personen fühlt sich stigmatisiert, insbesondere auch im beruflichen Kontext, und rund ein Drittel gibt an, sich für die Symptome zu schämen (Whiley et al., 2023; Dahlgren et al., 2023). Zu den häufigsten stigmatisierenden Vorgängen im Kontext der Menopause gehören Bagatellisierungen, Unverständnis, sowie gesellschaftliche Vorurteile (z. B. Unattraktivität, Passivität, körperlicher und geistiger Abbau). Gleichzeitig verbreiten Medien die soziale Erwartung, man solle alles tun, um jung und vital zu bleiben. Es wird angenommen, dass die Problematisierung der Menopause zu Erfahrungen von Stigma und Scham beiträgt, was wiederum den sozialen Austausch über Symptome erschwert und eine ablehnende Haltung im soziokulturellen Kontext begünstigen kann (Thomas et al., 2024). Die soziale Stigmatisierung kann die Selbst-Stigmatisierung (Scham, Schuld, Einsamkeit, Versagen, Selbstabwertung, negatives

Selbstbild) begünstigen – beide Vorgänge erhöhen den Leidensdruck und die Wahrscheinlichkeit für eine psychische Belastung (Lucksted & Drapalski, 2015). Neuere gesellschaftliche Narrative propagieren die Relevanz von Normalisierung, Kompetenz und Selbstbestimmung in dieser Lebensphase, was sehr erfreulich ist (Hickey et al., 2022, 2024). Personen mit frühzeitiger Menopause (vor dem 40. Lebensjahr) sind besonders von Stigmatisierung betroffen, da der soziale Austausch erschwert ist. Betroffene Menschen fühlen sich oft besonders alleine und schämen sich.

**Praxisbeispiele**

„Neulich fragte mich ein Arbeitskollege, warum ich mich denn ständig umziehen würde, ich sei doch verrückt, wenn das alle hier tun würden kämen wir nirgends hin mit der Arbeit.“; „Meine Ärztin meinte zu mir, ich solle nicht so ein Drama machen, es sei doch alles normal, da müsse jede Frau durch.“; „Ich war so froh, als ich von einer Schauspielerin gelesen habe, dass sie auch so brennende Schmerzen in der Vulva hatte. Endlich!“; „Mit meinen Freunden kann ich höchstens über die Hitzewallungen reden, mit den anderen Problemen bin ich total alleine.“; „Ich schäme mich, fühle mich dreckig und eklig, als ob ich jetzt wertlos bin.“; „In den Medien lese ich überall, was ich alles tun sollte um jung und attraktiv zu bleiben. Das ist ein riesiger Druck!“ ◀

**Allgemeines Funktionsniveau**

Die Phase der Lebensmitte wird häufig von verschiedenen psychosozialen Stressfaktoren begleitet, die gleichzeitig auf eine Person einwirken, Anpassungsleistungen erfordern (Rolle, Identifikation) und das allgemeine Funktionsniveau reduzieren können. Zum Beispiel befinden sich Kinder gleichzeitig in der Pubertät, lösen sich ab oder ziehen aus („empty nest“), und die eigenen Eltern werden pflegebedürftig. Personen mit Belastungen in beiden angrenzenden Generationen werden daher auch als „Sandwichgeneration“ bezeichnet. Zudem können berufliche Herausforderungen in dieser Lebensphase besonders intensiv sein. Diese psychosozialen Stressoren stellen für die Entwicklung von körperlichen und psychischen Beschwerden Risikofaktoren dar (Riecher-Rössler, 2020). Eine Übersichtsarbeit zeigt auf, dass menopausale Personen mit hoher Symptombelastung (im Vergleich zu Personen ohne Symptombelastung) eine erhöhte Wahrscheinlichkeit haben, bei der Arbeit schlechtere Leistungen zu zeigen, zu fehlen, die Arbeitsstelle zu kündigen, sich früh pensionieren zu lassen oder Beförderungen abzulehnen. Wiederum können schlechte Arbeitsbedingungen und fehlendes betriebliches Bewusstsein über diese Lebensphase zur Exazerbation bereits vorliegender menopausaler Symptome führen (Safwan et al., 2024).

**Praxisbeispiele**

„Ich werde die ganze Zeit gebraucht: Bei der Arbeit, zu Hause mit den Kindern, meine Eltern – ich gebe nur noch und wo bleibe ich?“; „Keine Ahnung wie ich das alles schaffen soll, diese ewigen Aufgaben kommen mir vor wie ein Berg, den ich nicht besteigen kann.“; „Ich gebe mir solche Mühe bei der Arbeit, aber ich merke ja selbst, dass ich meine Leistungen nicht mehr bringe. Ich traue mir gar nichts mehr zu!“; „Jetzt fehle ich schon wieder bei der Arbeit, weil ich einfach nicht mehr kann und diese Schmerzen habe. Wie soll das denn weitergehen?“ ◀

**Medizinische Behandlung**
In der Praxis stellen wir fest, dass einige Personen gynäkologisch nicht optimal betreut und beraten werden – sei es, weil sie gynäkologische Vorsorgeuntersuchungen meiden, sich nicht ernst genommen fühlen, oder weil sie sich auch vor Fachpersonen schämen, ihre Symptome anzusprechen. Neuere Studien zeigen, dass eine gut informierte medizinische Vorbereitung und Aufklärung über mögliche Symptome den Leidensdruck signifikant mindern können (Hickey et al., 2022). In der Psychotherapie kann es daher sinnvoll sein, eine Überweisung für eine Beratung bei einer spezialisierten gynäkologischen oder endokrinologischen Fachperson zu veranlassen. Die Implementierung, Einstellung und Überprüfung von Hormonersatztherapien, Sorgen über mögliche Nebenwirkungen, sowie Erfahrungen mit gynäkologischen Fachpersonen sind häufige Themen in der Psychotherapie.

**Praxisbeispiele**

„Ich habe meine Symptome letztes Mal beim Gynäkologen angesprochen, aber irgendwie ist er überhaupt nicht darauf eingegangen.“; „Ich habe einfach so Zäpfchen und Cremes erhalten und weiß jetzt überhaupt nicht, wie ich die anwenden soll.“; „Meine Gynäkologin ist immer gestresst und hat keine Zeit mich zu beraten. Deshalb traue ich mich auch gar nicht mehr, Fragen zu stellen.“; „Ich fühlte mich bereits am ersten Tag der hormonellen Behandlung viel besser! Wieder wie früher, ich bin wieder ich selbst.“; „Ich habe große Angst davor, Hormone zu nehmen. Ich habe gehört, dass sie sehr schädlich sein können.“ ◀

## 7.3 Exploration, Screening & Diagnostik

Da die Belastungen, die Verläufe, der soziale Kontext und die Ressourcenlage interindividuell sehr unterschiedlich sein können, sollten Exploration, Screening und Diagnostik sorgfältig durchgeführt werden. Das so erarbeitete individuelle Fallverständnis gewährleistet eine individuelle und gezielte Behandlungsplanung.

**Exploration**
*Allgemeine gynäkopsychologische Exploration.* Um den Gesamtkontext und mögliche Vulnerabilitäten zu erfassen, sollte eine allgemeine gynäkopsychologische Exploration durchgeführt werden (Abschn. 2.4). Hinweise für die spezifische Exploration im Zusammenhang mit der menopausalen Transition finden sich im Folgenden.

*Betroffene Lebensbereiche, aktuelle Belastung & Folgen.* Wir empfehlen die Exploration der aktuellen Situation anhand der oben beschriebenen häufig auftretenden biopsychosozialen Belastungen und Folgen vorzunehmen (Abschn. 7.2). Betroffene Bereiche können als therapeutische Schwerpunkte festgelegt oder in eine bereits laufende psychotherapeutische Behandlung integriert werden.

*Anamnese der menopausalen Symptomatik & bisherige Behandlungsversuche.* Die Symptomatik kann sich während der menopausalen Transition laufend verändern. Daher ist es wichtig, den bisherigen Verlauf zu erfragen: In welcher Phase der Transition befindet sich die Person? Wann haben welche Veränderungen stattgefunden? Wie hat sich der Zyklus verändert? Welche Phasen waren besonders belastend? Gab es symptomfreie Phasen? Was wurde bisher unternommen, um die Symptome zu lindern? Was war hilfreich? Was eher nicht? Welche Erfahrungen wurden bisher mit medizinischen und anderen Fachpersonen gemacht? Der bisherige Verlauf der Symptome sowie bisherige Behandlungsversuche zu erfragen ist wichtig, um die Therapieplanung auf die individuelle Situation einer betroffenen Person abzustimmen.

*Vulnerabilitäten & aktuelle Stressoren.* Dem Vulnerabilitäts-Stress-Modell folgend, kann die Symptomatik in der menopausalen Transition auf bereits vorliegende (körperliche und psychische) Beschwerden bzw. Vulnerabilitäten einwirken, sodass es zur Symptomverstärkung (Exazerbation) oder Dekompensation kommen kann. Es kann aber natürlich auch sein, dass keine Vulnerabilitäten oder Belastungen vorliegen, und dass die aktuelle Symptomatik erstmalig und weitgehend isoliert auftritt. Für ein umfassendes Fallverständnis und für diagnostische Zwecke sollte darum eine sorgfältige Anamnese durchgeführt werden: Gibt es Hinweise auf körperliche und/oder psychische Vulnerabilitäten? Wenn ja, wie wurden diese bisher kompensiert? Lagen körperliche und/oder psychische Beschwerden schon vor der menopausalen Transition vor? Wenn ja, haben sich die vorbestehenden Beschwerden durch die menopausale Transition verstärkt (Exazerbation)? Wie wirkt sich die aktuelle menopausale Symptomatik auf vorbestehende Beschwerden aus? Tritt die aktuelle Symptomatik erstmalig auf?

*Systemische Einordnung.* Welche Entwicklungsaufgaben stellen sich der Person (auch unabhängig von der aktuellen Symptomatik)? Welche nahen Bezugspersonen hat die Indexperson (z. B. Kinder, Beziehungsperson)? Wie wirkt die Belastung auf diese Beziehungen?

*Ressourcen.* Um das Ausmaß von Problemen zu verstehen und für die Behandlungsplanung sollten auch Ressourcen exploriert werden. Hier geht es insbesondere um Ressourcen wie Selbstwirksamkeit, Rollenanpassung, Identifikation, funktionale Bewältigungsstrategien und soziale Ressourcen, die sich als hilfreich erwiesen haben und Schutzfaktoren darstellen (protektive Faktoren). Da Ressourcen aufgrund der aktuellen Belastung brachliegen können und daher nicht verfügbar sind, sollte explizit auch die Zeit vor der menopausalen Transition exploriert werden.

**Screening & Diagnostik**

Für die Erfassung der Belastungen und der Ressourcen in verschiedenen relevanten Bereichen empfehlen wir folgende gut validierte und praktisch einsetzbare Fragebögen. Für ein genaues Verständnis über eine Zeitspanne hinweg können die Messungen im Verlauf einer Psychotherapie wiederholt werden. Da die Ausprägung der menopausalen Symptome stark variieren und das Gesamtbefinden beeinflussen kann, sollten diese beim Ausfüllen der Fragebögen miterhoben werden und in die Interpretation der Werte einfließen.

*Menopause-spezifische Belastung.* Der *MENQOL* (The Menopause Specific Quality of Life Questionnaire; Hilditch et al., 1996), besteht aus 29 Items. Die 4 Skalen (vasomotorische Symptome, psychosoziale Belastungen, körperliche und sexuelle Beschwerden) werden separat ausgewertet. Von diesem Fragebogen liegt zum aktuellen Zeitpunkt keine deutsche Version vor. Der *MRS* (Menopause Rating Scale; Potthoff et al., 2000) besteht aus 11 Items, die 3 Subskalen (psychologische, somatische und urogenitale Symptome) zugeordnet werden können. Der MRS liegt in 9 verschiedenen Sprachen vor (inklusive Deutsch) und kann heruntergeladen werden (siehe Literaturangaben).

*Allgemeine psychische Belastung.* Wir empfehlen, die Screening-Fragebögen einzusetzen, die üblicherweise in der psychotherapeutischen Praxis im Rahmen der Diagnostik eingesetzt werden. Zu den gut validierten Screening-Fragebögen gehört zum Beispiel der „Brief Symptom Inventory" (BSI; Franke, 2000).

*Ressourcen.* Der Fragebogen zur Erfassung von Ressourcen und Selbstmanagementfähigkeiten (FERUS; Jack, 2007) eignet sich gut für den Einsatz in der Praxis. Folgende Ressourcenbereiche werden erhoben: Veränderungsmotivation, Coping, Selbstbeobachtung, Selbstwirksamkeit, Selbstverbalisation, Hoffnung und soziale Unterstützung.

*Partnerschaftsqualität.* Wir empfehlen den Partnerschaftsfragebogen (PFB; Hahlweg, 2016), der die subjektive Partnerschaftsqualität in den Bereichen Gemeinsamkeit/Kommunikation, Zärtlichkeit und Streitverhalten erfasst. Für eine Erfassung der partnerschaftlichen Unterstützung kann das Dyadic Coping Inventory (DCI; Bodenmann, 2008) eingesetzt werden.

*ICD-Diagnostik.* Menopausale Symptome werden in der ICD-10 unter dem medizinischen Klassentitel N (Krankheiten des Urogenitalbereichs) als N95 (Klimakterische Störungen) kodiert. Subklinische Beschwerden können als N95.8 (sonstige nicht näher bezeichnete klimakterische Störungen) diagnostiziert werden. Sobald psychische Symptome die Kriterien für eine psychische Störung erfüllen, sollten sie mit dem entsprechenden F-Code versehen werden. Wenn die psychische Symptomatik subklinisch ausgeprägt ist, kann die Kodierung Z73 (Probleme in Bezug auf Schwierigkeiten bei der Lebensbewältigung) erwogen werden.

## 7.4 Behandlungsmöglichkeiten

### 7.4.1 Psychotherapeutische Interventionen

In diesem Kapitel wird die Evidenz psychotherapeutischer Interventionen für die Behandlung der Belastung während der menopausalen Transition zusammengefasst. Für eine individuelle und integrative psychotherapeutische Behandlung empfehlen wir die Berücksichtigung der biopsychosozialen Belastungen und Folgen (Abschn. 7.2). Konkrete und praktische Inputs für die psychotherapeutische Behandlung finden sich im letzten Kapitel (Kap. 8).

Die Fülle an körperlichen, kognitiven, psychischen und psychosozialen Begleiterscheinungen während der menopausalen Transition führen bei vielen Personen zu einer bedeutsamen Reduktion des Wohlbefindens und der Lebensqualität. Gleichzeitig fühlt sich ein Großteil aller Betroffenen nicht adäquat vorbereitet und unterstützt. Die häufigste Art der angebotenen Interventionen sind Hormonersatztherapien, die sich für die Linderung und Prävention von körperlichen und psychischen Symptomen als hilfreich erweisen, jedoch auch mit Risiken verbunden sind. In aktuellen medizinischen Grundlagewerken und Leitlinien wird eine Begleitbehandlung mit kognitiver Verhaltenstherapie empfohlen (Ortmann et al., 2024; Riecher-Rössler, 2020).

Eine aktuelle Übersichtsarbeit über die Wirksamkeit von psychosozialen Behandlungsansätzen zur Linderung von psychologischen und kognitiven Symptomen während der menopausalen Transition konnte zeigen, dass kognitiv-verhaltenstherapeutische und achtsamkeitsbasierte Interventionen besonders effektiv waren für die Reduktion von Angst-, depressiven und kognitiven Symptomen und für die Steigerung der allgemeinen Lebensqualität. Dabei scheinen kognitiv-verhaltenstherapeutische gegenüber achtsamkeitsbasierten Ansätzen überlegen zu sein (Spector et al., 2024). Es gibt Hinweise darauf, dass psychologische Interventionen (insbesondere kognitive Verhaltenstherapie und Entspannungsmethoden) nicht nur zur Linderung von psychischen Symptomen beitragen, sondern auch zu einer Besserung von vasomotorischen Beschwerden (z. B. Hitzewallungen) führen können (Hunter, 2021; Samami et al., 2022).

Eine kognitiv-verhaltenstherapeutische Kurzintervention (Hunter, 2021), die sich als effektiv erwiesen hat und mit 4–6 Sitzungen in der Praxis gut umsetzbar ist, fördert die Selbstwirksamkeit im Umgang mit menopausalen Symptomen. Der Intervention liegt ein kognitiv-verhaltenstheoretisches Modell zugrunde: Ein reduzierter Östradiolspiegel, gleichzeitig vorhandener Stress, negative Stimmung, Angst, negative Erwartungen und dysfunktionale Verhaltensweisen können zu einer verstärkten Wahrnehmung von vasomotorischen Symptomen führen. Kognitive und emotionale Reaktionen auf diese Symptome (z. B. negative Einstellungen, Scham, Ekel, Kontrollverlust), sowie dysfunktionale Verhaltensweisen (z. B. Vermeidung) können sie zusätzlich verstärken. Die Intervention beinhaltet folgende Module: Psychoedukation (menopausale Symptome und kognitiv-verhaltenstheoretisches Modell); Hitzewallungen (Identifizierung und Veränderung von auslösenden Faktoren); Stressreduktion (u. a. Entspannung & Atemübungen); dysfunktionale Überzeugungen, Einstellungen & Gedanken (Umstrukturierung); Abbau dysfunktionaler Verhaltensweisen & Aufbau funktionaler Bewältigungsstrategien; Nachtschweiß & Schlafprobleme (Psychoedukation & Vermittlung hilfreicher Strategien).

Trotz der Evidenz, dass soziale Unterstützung auf die Wahrnehmung von menopausalen Symptomen einwirkt, und dass urogenitale Symptome die Sexualität und Paarbeziehungen beeinflussen können, gibt es sehr wenige paarbezogene Interventionskonzepte. Die Partnerschaft wird vornehmlich im Kontext von sexuellen Funktionsstörungen erwähnt, während andere, ebenfalls durch die menopausale Transition betroffene Bereiche mit maßgeblichem Einfluss auf die Beziehungsqualität (wie Rollen- und Identifikationsanpassungen, psychosoziale Stressoren oder psychische Symptome) nicht angesprochen werden. In einer Studie konnte gezeigt werden, dass der Einbezug von Partnern in die Psychoedukation positive Effekte auf die wahrgenommene Paarbeziehungsqualität hat (Rouhbakhsh et al., 2019). Ein interessantes Paradigma für die

Behandlung von sexuellen Problemen in der menopausalen Transition wird „Couplepause“ genannt (Jannini & Nappi, 2018). Das Konzept der „Couplepause“ beinhaltet die Tatsache, dass beide Partner gleichzeitig altersbezogene Veränderungen durchleben, und dass diese einander wechselseitig beeinflussen können. Bei der Vorstellung dieses Konzepts wird hervorgehoben, dass die Symptombehandlung bei nur einer Partnerperson nicht hilfreich oder sogar schädlich sein könne, und dass beide Partner in diagnostische und therapeutische Prozesse miteinbezogen werden sollten. Basierend auf den empirischen Befunden, dass sich Parterschaftsqualität und die Belastung durch menopausale Symptome gegenseitig beeinflussen, empfehlen wir den Einbezug von relevanten Beziehungspersonen in die Therapie (siehe auch Kap. 8).

### 7.4.2 Medizinische und alternativmedizinische Behandlungsmöglichkeiten

Die folgende kurze Zusammenfassung medizinischer und alternativmedizinischer Behandlungsmöglichkeiten stützt sich, sofern nicht anders angegeben, auf die medizinische Grundlageliteratur von Ortmann et al. (2024) und Riecher-Rössler (2020).

**Hormontherapien**

Hormonersatztherapien werden für die Behandlung von körperlichen und psychischen Begleiterscheinungen während der menopausalen Transition, sowie auch zur Prävention von diversen hormonell mitbeeinflussten Krankheiten wie Osteoporose, kardiovaskuläre Erkrankungen, Diabetes etc. eingesetzt. Es wird vornehmlich zwischen Östrogentherapien und Östrogen-Progesteron-Therapien (kombiniert) unterschieden. Während die Wirksamkeit von Hormontherapien für die Linderung von Symptomen gut dokumentiert ist, erhöhen sie auch das Risiko für verschiedene potenziell letale Erkrankungen. Daher sind Östrogentherapien bei Vorliegen von oder Prädisposition für Endometriumkarzinomen, Brustkrebs, Thrombosen, Hirnblutungen oder koronaren Herzerkrankungen kontraindiziert. Risiken und Nutzen müssen sorgfältig abgewogen, die Behandlung regelmäßig überprüft und gegebenenfalls angepasst werden. Die Implementierung einer Hormonersatztherapie kann daher sehr aufwändig sein.

Hormone können über die Haut (transdermal: Gel, Pflaster, Spray), oral (Tabletten), lokal (Cremes, Zäpfchen, Vaginalring) oder intramuskulär (Spritze) aufgenommen werden. Für den Körper am wenigsten belastend ist die transdermale oder lokale Aufnahme. Bioidentische Hormone sind strukturell und funktionell identisch mit körpereigenen Hormonen und werden meist aus pflanzlichen Ausgangsstoffen hergestellt, während konventionelle Präparate eine abweichende Struktur haben können und in der Regel synthetisch hergestellt werden. Bezüglich Wirkung und Risiken unterscheiden sich die beiden Arten von Hormonpräparaten nicht maßgeblich, einige Personen berichten aber eine bessere Verträglichkeit bei bioidentischen Hormonen.

Im Folgenden werden die häufigsten Symptome und aktuelle Empfehlungen für die medizinische Behandlung zusammengefasst:

*Vasomotorische Symptome.* Für die Besserung von vasomotorischen Symptomen werden Hormonersatztherapien (meist kombiniert) empfohlen, da diese sehr gut wirken.

*Urogenitale Atrophie und Folgeerscheinungen.* Für die Behandlung vaginaler Atrophie (Trockenheit, Hautprobleme) und deren Folgeerscheinungen (z. B. Schmerzen beim Geschlechtsverkehr, Infektionen) werden Befeuchtungs- und Gleitmittel, sowie lokal angewendete Östrogensalben eingesetzt. Bei Libidoverlust wird in Einzelfällen eine Testosterontherapie erwogen, wenn die übliche Hormonersatztherapie mit Östrogen oder Östrogen/Progesteron nicht anschlägt.

*Urogynäkologische Beschwerden.* Für die Behandlung von Belastungsinkontinenz, Blasenproblemen und rezidivierenden Harnwegsinfekten werden ebenfalls vaginal applizierte Östrogensalben empfohlen.

*Psychische Symptome.* Gemäß Leitlinien aus dem endokrinologischen Fachgebiet ist der Einsatz von Hormontherapien für die Behandlung von psychischen Symptomen in der menopausalen Transition nur dann indiziert, wenn sie als Folgeerscheinung von körperlichen Beschwerden auftreten (z. B. aufgrund von Schlafstörungen wegen Hitzewallungen), oder wenn sie sich in zeitlichem Zusammenhang mit der hormonellen Veränderung verschlechtert haben. In der Praxis werden niedrigdosierte Hormonersatztherapien dann für die Behandlung depressiver Symptome eingesetzt, wenn die Beschwerden zum ersten Mal auftreten, bei hormonsensitiver Depression in der Vorgeschichte (z. B. PMS/PMDS, peripartale Depression), bei leichten bis mittelgradigen Depressionen und bei vorliegendem Wunsch der Person in Behandlung. Es wird angenommen, dass Hormonbehandlungen indirekt positiv auf die psychische Gesundheit einwirken, indem z. B. die Milderung von vasomotorischen Symptomen (Hitzewallungen, Schlafprobleme, Irritabilität) zu einem besseren körperlichen und psychischen Allgemeinbefinden führt. Für die Behandlung von ausgeprägten depressiven Symptomen kann die Hormonersatztherapie mit einer antidepressiven medikamentösen Behandlung kombiniert werden.

**Alternativmedizinische Behandlungsmöglichkeiten**

Als Alternative oder zusätzlich zu den Hormontherapien können verschiedene pflanzliche Wirkstoffe und alternativmedizinische Behandlungsmethoden eingesetzt werden. Die Wirksamkeit dieser Methoden wird kontrovers diskutiert, dennoch stellen sie für viele Personen eine gute Option dar. *Pflanzliche Östrogene (Phytoöstrogene)* sind pflanzliche Stoffe mit Östrogen-ähnlicher Struktur. Sie können über bestimmte Nahrungsmittel (Soja, Leinsamen, Hopfen etc.) oder konzentriert eingenommen werden. Es gibt viele verschiedene Produkte mit dem Extrakt der *Trauben- oder Julisilberkerze (Cimifuga racemosa),* die bessernd auf klimakterische Beschwerden wirken sollen. *Ginseng* wird insbesondere zur Reduktion von Hitzewallungen eingesetzt. *Johanniskraut* (Hypericum perforatum) ist für die Linderung von depressiven Symptomen und von Hitzewallungen bekannt. *Tiefenentspannung und Sport* scheinen insbesondere für die Besserung von vasomotorischen Symptomen gute Effekte zu zeigen. Weiter können auch *Akupunktur und chinesische Kräuter* Hitzewallungen lindern.

## Literatur

Alblooshi, S., Taylor, M., & Gill, N. (2023). Does menopause elevate the risk for developing depression and anxiety? Results from a systematic review. *Australasian Psychiatry, 31*(2), 165–173.

Bodenmann, G. (2008). *Dyadisches Coping Inventar: DCI.* Huber und Hogrefe.

Dahlgren, M. K., Kosereisoglu, D., Smith, R. T., Sagar, K. A., Lambros, A. M., El-Abboud, C., & Gruber, S. A. (2023). Identifying variables associated with menopause-related shame and stigma: Results from a National Survey Study. *Journal of Women's Health, 32*(11), 1182–1191.

Franke, G. H. (2000). *BSI: Brief Symptom Inventory von LR Derogatis (Kurzform der SCL-90: deutsche Version: Testmappe).* Beltz Test.

Gatenby, C., & Simpson, P. (2024). Menopause: Physiology, definitions, and symptoms. *Best Practice & Research Clinical Endocrinology & Metabolism, 38*(1), 101855.

Hahlweg, K. (2016). *Fragebogen zur Partnerschaftsdiagnostik (FPD): Partnerschaftsfragebogen PFB, Partnerschaftsfragebogen Kurzform PFB-K, Problemliste PL und Fragebogen zur Lebensgeschichte und Partnerschaft (FLP-R), 2. neu normierte u. erweiterte Aufl.* Hogrefe.

Hickey, M., Hunter, M. S., Santoro, N., & Ussher, J. (2022). Normalising menopause. *BMJ, 377*, e069369.

Hickey, M., LaCroix, A. Z., Doust, J., Mishra, G. D., Sivakami, M., Garlick, D., & Hunter, M. S. (2024). An empowerment model for managing menopause. *The Lancet, 403*(10430), 947–957.

Hilditch, J. R., Lewis, J., Peter, A., van Maris, B., Ross, A., Franssen, E., et al. (1996). A menopause-specific quality of life questionnaire: Development and psychometric properties. *Maturitas, 24*(6), 161–175.

Hunter, M. S. (2021). Cognitive behavioral therapy for menopausal symptoms. *Climacteric, 24*(1), 51–56.

Jack, M. (2007). *FERUS – Fragebogen zur Erfassung von Ressourcen und Selbstmanagementfähigkeiten. Manual.* Hogrefe.

Jannini, E. A., & Nappi, R. E. (2018). Couplepause: A new paradigm in treating sexual dysfunction during menopause and andropause. *Sexual Medicine Reviews, 6*(3), 384–395.

Jarecka, K., & Bielawska-Batorowicz, E. (2017). Quality of the relationship and menopausal symptoms of menopausal women. *Health Psychology Report, 5*(1), 55–66.

Lucksted, A., & Drapalski, A. L. (2015). Self-stigma regarding mental illness: Definition, impact, and relationship to societal stigma [Editorial]. *Psychiatric Rehabilitation Journal, 38*(2), 99–102.

Nappi, R. E., Kroll, R., Siddiqui, E., Stoykova, B., Rea, C., Gemmen, E., & Schultz, N. M. (2021). Global cross-sectional survey of women with vasomotor symptoms associated with menopause: Prevalence and quality of life burden. *Menopause, 28*(8), 875–882.

Ortmann, O., Tempfer, C., Seifert-Klauss, V., & Hadji, P. (2024). Peri-und Postmenopause. In *Klinische Endokrinologie für Frauenärzte* (S. 369–398). Springer.

Pope, C. J., Oinonen, K., Mazmanian, D., & Stone, S. (2017). The hormonal sensitivity hypothesis: A review and new findings. *Medical Hypotheses, 102*, 69–77.

Potthoff, P., Heinemann, L. A., Schneider, H. P., Rosemeier, H. P., & Hauser, G. A. (2000). The menopause rating scale (MRS II): Methodological standardization in the German population. *Zentralblatt fur Gynakologie, 122*(5), 280–286.

Riecher-Rössler, A. (2020). Menopause and mental health. In *Mental health and illness of women* (S. 147–173). Springer.

Rouhbakhsh, M., Kermansaravi, F., Shakiba, M., & Navidian, A. (2019). The effect of couples education on marital satisfaction in menopausal women. *Journal of Women & Aging, 31*(5), 432–445.

Safwan, N., Saadedine, M., Shufelt, C. L., Kapoor, E., Kling, J. M., Chaudhry, R., & Faubion, S. S. (2024). Menopause in the workplace: Challenges, impact, and next steps. *Maturitas, 185*, 107983.

Samami, E., Shahhosseini, Z., & Elyasi, F. (2022). The effects of psychological interventions on menopausal hot flashes: A systematic review. *International Journal of Reproductive Biomedicine, 20*(4), 255.

Spector, A., Li, Z., He, L., Badawy, Y., & Desai, R. (2024). The effectiveness of psychosocial interventions on non-physiological symptoms of menopause: A systematic review and meta-analysis. *Journal of Affective Disorders, 352*, 460–472.

Thomas, S. L., Randle, M., & White, S. L. (2024). (Re) framing menopause: A comprehensive public health approach. *Health Promotion International, 39*(3), daae052.

Ussher, J. M., Perz, J., & Parton, C. (2015). Sex and the menopausal woman: A critical review and analysis. *Feminism & Psychology, 25*(4), 449–468.

Whiley, L. A., Wright, A., Stutterheim, S. E., & Grandy, G. (2023). „A part of being a woman, really“: Menopause at work as „dirty“ femininity. *Gender, Work and Organization, 30*(3), 897–916.

## Ratgeber & hilfreiches Material zum Abgeben

### Bücher

Beckermann, M. (2020). *Wechseljahre–was muss ich wissen, was passt zu mir* (Nach den aktuellen medizinischen Leitlinien). Hogrefe.

Lozza-Fiacco, S., & Ehlert, U. (2023). *Ratgeber Wechseljahre: Informationen für Betroffene und Angehörige* (Bd. 54). Hogrefe Verlag GmbH & Company KG.

### Fragebogen (Menopause-spezifische Belastung)

MENQOL: Hilditch, J. R., Lewis, J., Peter, A., van Maris, B., Ross, A., Franssen, E., & Dunn, E. (1996). A menopause-specific quality of life questionnaire: Development and psychometric properties. *Maturitas, 24*(6), 161–175.

MRS: Heinemann, L. A., Potthoff, P., & Schneider, H. P. (2003). International versions of the menopause rating scale (MRS). *Health and quality of life outcomes, 1*, 1–4.

Herunterladen & Hinweise zur Auswertung: https://hqlo.biomedcentral.com/articles/10.1186/1477-7525-1-28.

# 8 Psychotherapeutische Interventionsmöglichkeiten für gynäkopsychologische Zustands- und Beschwerdebilder

In der Einführung (Kap. 2) wurde eine übergreifende Bubble-Map mit häufigen biopsychosozialen Begleit- und Folgeerscheinungen bei allen vorgestellten gynäkopsychologischen Zustands- und Beschwerdebildern (Prämenstruelles Syndrom (PMS)/Prämenstruelle dysphorische Störung (PMDS), Endometriose, Infertilität und menopausale Transition) vorgestellt. In den folgenden Kapiteln (Kap. 3, 4, 5 und 7) finden sich die Bubble-Maps mit den spezifischen biopsychosozialen Belastungen und Folgen für die jeweiligen Zustands- und Beschwerdebilder, eine Zusammenfassung der empirischen Evidenz und störungsspezifische Interventionsaspekte. In diesem Kapitel werden für die einzelnen Lebensbereiche der Bubble-Maps passende Interventionsmöglichkeiten praxisnah angeleitet und mit konkreten Beispielen angereichert. Die vorgeschlagenen Interventionen basieren auf empirischen Hintergründen und unserer klinischen Erfahrung. Sie werden in einer Bubble-Map (Abb. 8.1) übersichtlich zusammengefasst.

Die vorgestellten Interventionen können grundsätzlich einzeln (modular) durchgeführt werden. Wir empfehlen, die Auswahl der Module basierend auf dem individuellen Fallverständnis vorzunehmen und die Abfolge gemäß klinischer Relevanz festzulegen. Das modulare Einsetzen von einzelnen Interventionen je nach Indikation hat sich in evaluierten gynäkopsychologischen Interventionsprogrammen (z. B. FERTIFIT für Infertilität, Yamanaka, 2023; modulares Therapieprogramm für PMS, Janda et al., 2015) als auch in unserer klinischen Praxis bewährt.

Vor der Durchführung von Interventionen sollten Exploration, Diagnostik und Psychoedukation über das Zustands- oder Beschwerdebild erfolgen. Dazu können die Inhalte aus den Kap. 3, 4, 5 und 7 genutzt werden. Die Behandlungsplanung sollte transparent besprochen und die Interventionen bedarfsgerecht angeboten werden.



M. Yamanaka, L. Eisenegger, *Gynäkopsychologie in der psychotherapeutischen Praxis*, Psychotherapie: Therapiegestaltung & Praxismanagement,
https://doi.org/10.1007/978-3-662-72284-8_8

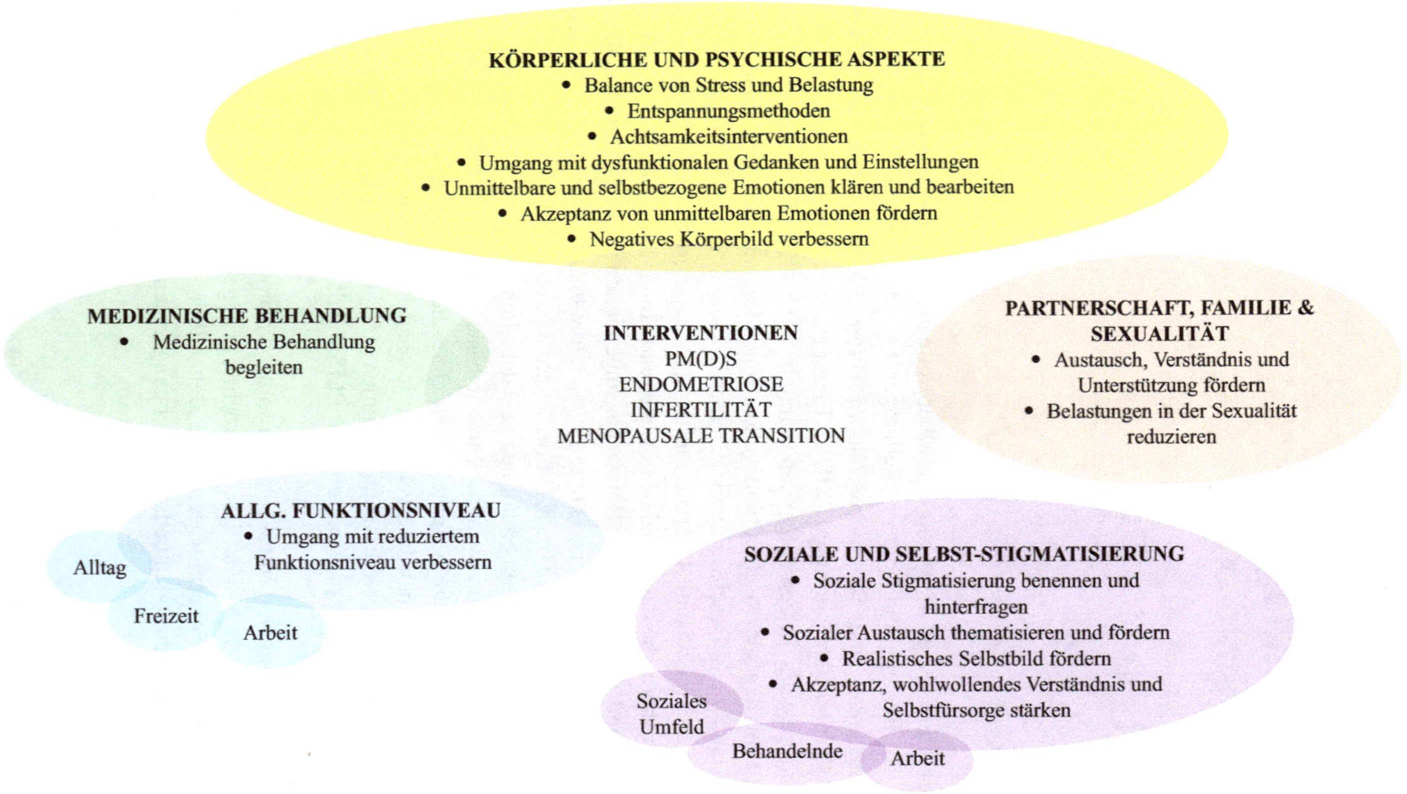


**Abb. 8.1** Interventionsmöglichkeiten für gynäkopsychologische Beschwerdebilder

## 8.1 Körperliche und psychische Aspekte

### Balance von Stress und Belastung

Das Ausmaß an subjektiv wahrgenommenem Stress beeinflusst die allgemeine psychische Belastung und die Fähigkeit, mit den Belastungen des jeweiligen Zustands-/Beschwerdebildes umzugehen (Kap. 3, 4, 5 und 7). Bei PMS/PMDS, Endometriose und in der menopausalen Transition gibt es zudem Hinweise dafür, dass sich die Symptome durch ein erhöhtes subjektives Stresslevel verstärken können. Daher sind Interventionen zur Stressbewältigung empfehlenswert.

Wenn die subjektiv wahrgenommenen Belastungen höher sind als die subjektiv wahrgenommenen Ressourcen, entsteht ein Gefühl von Stress (Lazarus & Folkman, 1984). Wir empfehlen, Belastungen und Ressourcen zu analysieren und darauf aufbauend mit der Person in Behandlung zu besprechen, welche Belastungen reduziert und welche Ressourcen gestärkt werden können. Dazu kann eine individuelle „Belastungs-Ressourcen-Waage" erstellt werden (Abb. 8.2).

Die subjektive Wahrnehmung einer Belastung oder Ressource ist geprägt von persönlichen Faktoren wie Einstellungen, Denkmuster und Schemata (z. B. Perfektionismus, keine Hilfe annehmen wollen, hohe Selbstansprüche, Selbstzweifel). Diese beeinflussen, wie viel Stress eine Person erlebt (Lazarus & Folkman, 1984). Deshalb empfehlen wir, in der Exploration und Therapie auf entsprechende persönliche Aspekte zu achten und sie bei Bedarf vertieft zu bearbeiten.

### Entspannungsmethoden

Bei allen vier Zustands- und Beschwerdebildern gibt es Evidenz, dass die Anwendung von Entspannungsverfahren zu einer Reduktion der Belastung beitragen kann (Kap. 3, 4, 5 und 7). Deshalb empfehlen wir, Entspannungsstrategien in der Psychotherapie anzuleiten

| Belastungen | Ressourcen |
|---|---|
| • Symptome Beschwerdebild (körperl. & psych.)<br>• Paarkonflikte, sexuelle Probleme, Schwierigkeiten mit Erziehung/Kindern<br>• Soziale & Selbst-Stigmatisierung, sozialer Rückzug<br>• Einschränkungen: Arbeit/Alltag/Freizeit<br>• Belastung durch medizinische Behandlung<br>• Weitere Belastungen: unbefriedigende Wohnsituation, finanzielle Belastung, hohe Arbeitsbelastung, Mehrfachbelastungen etc. | • Wohlbefinden (körperl. & psych.)<br>• Hohe Partnerschaftsqualität, erfüllende Sexualität, erfüllendes Familienleben<br>• Soziale Eingebundenheit, offener Austausch, Freundschaften<br>• Angenehme & entspannende Aktivitäten<br>• Hilfreiche medizinische Unterstützung<br>• Weitere Ressourcen: Positive Wohnsituation, finanzielle Sicherheit, berufliche Zufriedenheit, frei gestaltbare Zeit, körperliche Aktivität etc. |

**Abb. 8.2** Belastungs-Ressourcen-Waage

und zugänglich zu machen, zum Beispiel die progressive Muskelrelaxation nach Jacobson, autogenes Training oder imaginative Verfahren (siehe z. B. Ruhl et al., 2020).

**Achtsamkeitsinterventionen**
Es gibt eine breite Evidenzbasis, dass Achtsamkeitsinterventionen zu einer Reduktion des Leidensdrucks beitragen können, dies trifft auch auf die hier vorgestellten Zustands- und Beschwerdebilder zu. Anleitungen für konkrete Interventionen finden sich z. B. bei Schug (2022).

**Umgang mit dysfunktionalen Gedanken und Einstellungen**
Dysfunktionale Gedanken und Einstellungen (z. B. Verallgemeinern, schwarz-weiß Denken, Katastrophisieren) können körperliche und psychische Belastungen verstärken und deren Bewältigung erschweren. Deshalb empfehlen wir, solche zu identifizieren und in hilfreichere alternative Gedanken umzustrukturieren. Es zeigt sich, dass realistische, zuversichtliche, individuell passende Gedanken und Einstellungen deutlich besser akzeptiert und umgesetzt werden können als unrealistische und übergeneralisierend positive. Im Folgenden sind für jedes Zustands-/Beschwerdebild hilfreiche Beispiele dargestellt, die als Hinweise genutzt werden können:

**Beispiele**

*PMS/PMDS*

- Ich schaffe den heutigen Tag nicht, ich kann nicht mehr!
  ➔ Es geht mir nicht gut. Was ist heute dringend nötig und was kann ich weglassen?
- Ich bin schon wieder ausgerastet gegenüber meinen Kindern und meinem Partner, ich bin ein unmöglicher Mensch und sollte mich von anderen fernhalten!
  ➔ Ich habe Symptome und arbeite an mir, dass ich andere weniger verletze und mich entschuldigen kann. Auch an belasteten Tagen mache ich Dinge gut und richtig, nämlich …

*Endometriose*

- Jeden Monat habe ich eine verlorene Woche, die für nichts gut ist.
- ➔ Die Woche ist belastend, aber ich versuche die Zeit gezielt für die Aktivitäten zu nutzen, die dann möglich sind.
- Ich halte die Schmerzen nicht mehr aus!
- ➔ Ein Schritt nach dem anderen – was könnte jetzt gerade hilfreich sein?

*Infertilität*

- Wir werden nie schwanger!
  ➔ Wir geben unser Bestes, mehr können wir nicht tun.
- Bei allen anderen klappts!

  ➔ Es gibt auch andere Personen, die reproduktiv beeinträchtigt sind, wir sind damit nicht alleine.

*Menopausale Transition*

- Ich halte die Hitzewallungen und das Jucken in der Vulva nicht mehr aus!
  ➔ Es ist sehr belastend und ich weiß, dass viele andere auch darunter leiden. Was könnte mir jetzt gerade guttun?
- Ich werde älter, schrumpeliger, vergesslicher, trockne aus – die guten Jahre sind vorbei, jetzt wird alles nur noch schlimmer!
  ➔ Mein Körper verändert sich, das ist Teil des Älterwerdens und geht allen so. Ich versuche meinen Körper anzunehmen, wie er ist und dankbar dafür zu sein, was er alles bereits geleistet hat und immer noch leisten kann. ◀

**Unmittelbare und selbstbezogene Emotionen klären und bearbeiten**
Häufig sehen wir, dass initiale (unmittelbare) emotionale Reaktionen weitere belastende, meist selbstbezogene Emotionen auslösen können, wodurch sich die Belastung für die betroffene Person zusätzlich erhöht. Die Unterschiede von unmittelbaren und selbstbezogenen Emotionen sollten sowohl in der Klärung als auch bei der Umsetzung von Bewältigungsstrategien berücksichtigt werden.

Um diese Unterscheidung mit einer betroffenen Person herauszuarbeiten, werden in einem ersten Schritt sämtliche emotionale Reaktionen auf eine kürzlich erlebte Situation ungerichtet gesammelt und in einem zweiten Schritt als unmittelbare und selbstbezogene Emotionen eingeordnet.

**Beispiele**

*PMS/PMDS*: Auslösende Situation: Verabredung mit Arbeitskolleg:innen ➔ Unmittelbare emotionale Reaktion: Erschöpfung, Unlust ➔ Selbstbezogene emotionale Reaktion: Selbstabwertung, Schuldgefühl („Ich muss dahin und sollte doch gut gelaunt sein, was bin ich denn für eine!").

*Endometriose*: Auslösende Situation: Neuartige, stärkere Schmerzen ➔ Unmittelbare emotionale Reaktion: Schock, Frustration, Hilflosigkeit ➔ Selbstbezogene emotionale Reaktion: Scham, Selbsthass („Ich sollte mich nicht so anstellen und meinen Alltag trotzdem meistern können! Ich hasse meinen Körper.").

*Infertilität*: Auslösende Situation: Beste Freundin ist schwanger geworden ➔ Unmittelbare emotionale Reaktion: Eifersucht, Neid ➔ Selbstbezogene emotionale Reaktion: Scham, Schuldgefühle, selbstbezogener Ärger („Ich darf doch nicht auf meine Freundin neidisch sein, ich sollte mich freuen! Ich bin eine schlechte Freundin geworden …").

*Menopausale Transition*: Auslösende Situation: Hitzewallungen in einer wichtigen Sitzung ➔ Unmittelbare emotionale Reaktion: Überrascht, Ärger ➔ Selbstbezogene emotionale Reaktion: Scham, Schuld („Wie peinlich – jetzt sehen alle wieder dass ich komplett nass bin vor Schwitzen …"). ◀

Bei der Bewältigung der unmittelbaren Emotionen hilft es, diese als intuitive, unvermeidbare Reaktion auf eine Bedrohung und als ein Signal der eigenen Befindlichkeit zu erkennen, wahrzunehmen, und sie liebevoll verstehend zu akzeptieren (siehe auch *Akzeptanz von unmittelbaren Emotionen fördern*, Abschn. 8.1 und *Akzeptanz, wohlwollendes Verständnis und Selbstfürsorge stärken,* Abschn. 8.3). Durch die Akzeptanz und Integration der unmittelbaren Emotionen nimmt der Druck der selbstbezogenen Empfindungen bereits merklich ab. Für die Bearbeitung von selbstbezogenen Emotionen eignen sich verschiedene Interventionen wie die kognitive Umstrukturierung oder Anteilsarbeit.

**Akzeptanz von unmittelbaren Emotionen fördern**
Für die Akzeptanz unmittelbarer Emotionen eignen sich emotionsaktivierende Vorgehensweisen besonders gut. Die hier beschriebene Intervention orientiert sich an der Akzeptanz- und Commitmenttherapie. Detailliertere Beschreibungen können im Manual von Wengenroth (2017) nachgelesen werden.

Die betroffene Person wird angeleitet, ihre Aufmerksamkeit auf ein negatives unmittelbares Gefühl zu richten und es bewusst wahrzunehmen. Danach soll dieser Emotion Raum im Körper gegeben und beobachtet werden, ob und wie sie sich ausdehnt. Bewertungen oder Erklärungen zum Gefühl sollen vermieden werden, ebenso Versuche, das Gefühl zu verringern oder wegzudrängen. Häufig machen Betroffene die Erfahrung, dass das negative Gefühl zunächst stärker wird, bis es durch die akzeptierende Haltung angenehmer wird zu ertragen. Konkrete Beispiele für Emotionen, bei denen sich diese Intervention eignet, sind: Negative Empfindungen gegenüber den Beschwerden (z. B. Ärger/Frust darüber, an PMDS zu leiden), Angst, vielleicht nie schwanger zu werden (Infertilität), Angst vor den nächsten Schmerzen (Endometriose) und Angst vor weiteren körperlichen Veränderungen in der menopausalen Transition.

**Negatives Körpergefühl verbessern**
Bei einem negativen Körpergefühl können Maßnahmen besprochen werden, die direkt auf körperlicher Ebene zu einem angenehmeren Gefühl beitragen (z. B. Massagen, Wellness, Stretching, Sport, Yoga, Anpassungen in der Ernährung usw.). Dabei kann auch die interdisziplinäre Zusammenarbeit mit anderen Fachpersonen indiziert sein (z. B. Physiotherapie bei muskulären Verspannungen aufgrund von Endometriose-Schmerzen). Ebenso kann es hilfreich sein, die Akzeptanz gegenüber körperlichen Veränderungen zu stärken (siehe auch *Akzeptanz, wohlwollendes Verständnis und Selbstfürsorge stärken*, Abschn. 8.3).

## 8.2 Partnerschaft, Familie & Sexualität

Symptome und Leidensdruck wirken auf relevante Beziehungen ein, sodass der Umgang damit nicht nur für die betroffene Person, sondern auch für Beziehungs- und Familienpersonen eine Herausforderung darstellen kann (Kap. 3, 4, 5 und 7). Die Qualität partnerschaftlicher Unterstützung hängt eng mit der Partnerschaftszufriedenheit zusammen und spielt eine zentrale Rolle bei der Bewältigung von psychischen und körperlichen Beschwerden (Weitkamp et al., 2021). Wir empfehlen deshalb, relevante Beziehungspersonen in die Psychoedukation und weitere Behandlung miteinzubeziehen. Wenn Kinder involviert sind, ist es ebenfalls sinnvoll, diese altersentsprechend aufzuklären (Christiansen et al., 2020).

**Austausch, Verständnis und Unterstützung fördern**

In Paargesprächen können Partnerpersonen psychoedukativ aufgeklärt werden, und der gegenseitige Austausch über das individuelle Erleben der Beschwerden, das Verständnis für unterschiedliche Perspektiven sowie die partnerschaftliche Unterstützung gefördert werden. Die folgenden Fragen, die an beide Partner gerichtet werden sollten, können hilfreich sein:

**Beispielfragen**

- Welche Aspekte des Zustands-/Beschwerdebildes erleben die Partner als belastend? Gibt es etwas, das in Bezug auf die Zukunft Sorgen bereitet?
- Gibt es Befürchtungen/Annahmen dazu, was die jeweils andere Person als belastend erlebt?
- Welche Verhaltensweisen der Beziehungsperson erleben die Partner als unterstützend? Was erleben sie als nicht unterstützend? Gibt es etwas, was sich eine Person von der anderen Person zusätzlich wünschen würden?
- Was erleben die Partner in der gemeinsamen Bewältigung der Belastungen als hilfreich? Was könnte zusätzlich hilfreich sein? ◀

Bei allen vier Zustands-/Beschwerdebildern profitieren betroffene Paare von regelmäßigem und offenem Austausch über Belastungen, über individuelle Perspektiven auf die aktuelle Situation und über die gemeinsame Bewältigung. Darüber hinaus bringt jede Problematik einige spezifische Herausforderungen mit sich. Im Folgenden sind hilfreiche Inputs zur Verbesserung der partnerschaftlichen Unterstützung zusammengefasst.

**Beispiele**

*PMS/PMDS:* Absprachen für Entlastung der betroffenen Person an symptomatischen Tagen, mehr geplante individuelle Zeit (Me-time) und keine Gespräche über wichtige Themen an diesen Tagen. Gemeinsam zu Behandlungsoptionen recherchieren. Geplante gemeinsame Aktivitäten (We-time) an symptomfreien Tagen.

*Endometriose:* Absprachen zur Entlastung der betroffenen Person/des Familiensystems an Tagen mit starken Schmerzen, gemeinsam zu Behandlungsoptionen recherchieren, Sorgen zu Fertilität besprechen, Kommunikation der Schmerz-Intensität anhand von Skala (0–10).

*Infertilität:* Konkrete Unterstützungsmöglichkeiten besprechen (z. B. gemeinsam zu Arztterminen gehen, Unterstützung beim Spritzen etc.), regelmäßiger und offener Austausch über Ausprägung des Kinderwunsches und Behandlungsoptionen, gemeinsame „Pausenzeit“ ohne Besprechen Infertilitäts-bezogener Themen, gemeinsam über „Plan B“ sprechen: Was könnten gemeinsame Aktivitäten und Pläne einer Zukunft ohne Kinder sein?

*Menopausale Transition:* Offener Austausch über Symptome und aktuelle Einschränkungen, offener Austausch über Veränderungen im Selbstbild, Älterwerden, Rollenbilder. ◀

Falls die Indikation für eine weitere Förderung des gegenseitigen Austauschs und der partnerschaftlichen Bewältigung besteht, empfehlen wir bekannte verhaltenstherapeutische Ansätze (Kommunikationstrainings), beispielsweise der Ansatz von Bodenmann (2012) zur Förderung des dyadischen Copings.

**Belastungen in der Sexualität reduzieren**

Alle vier Zustands- und Beschwerdebilder können Schwierigkeiten in der Sexualität mit sich bringen, die sich wiederum negativ auf die Paardynamik auswirken. Häufig geht es in diesem Zusammenhang um enttäuschte Erwartungen, Zurückweisung, Missverständnisse, Druck, sexuell funktionieren zu müssen oder Verhandlungen darüber, ob Sexualität stattfinden kann oder nicht. Mittelfristig können diese Vorgänge dazu führen, dass Sexualität insgesamt ein belastetes Thema wird in der Partnerschaft, auch in Momenten, in denen durch das jeweilige Zustands-/Beschwerdebild keine Belastung bestehen würde. Eine häufige Dynamik zwischen sexuellen Empfindungen, Erwartungen und Sexualität ist in Abb. 8.3 dargestellt.

Obwohl diese Vorgänge bei vielen Paaren stattfinden, bleiben sie häufig unbewusst und/oder unausgesprochen. Wir empfehlen deshalb, die Sexualität zu thematisieren, am besten im Paarsetting. Die dargestellte Dynamik zwischen sexuellen Empfindungen, Erwartungen und Sexualität (Abb. 8.3) kann explorativ, psychoedukativ und klärend eingesetzt werden.

Darauf aufbauend empfehlen wir, hilfreiche Bedingungen für eine positive Sexualität zu erarbeiten. Die folgenden Fragen und Informationen können dafür genutzt werden.

**Beispielfragen**

- Welche Tage/Uhrzeiten/Zyklusphase ist günstig?
- Gibt es Zeiten/Phasen, wo Sex tabu ist? (aus körperlichen und/oder emotionalen Gründen)
- Welche sexuellen Praktiken gefallen? Welche gefallen nicht und/oder verursachen Schmerzen? Sexualität besteht nicht nur aus Geschlechtsverkehr mit Penetration. Gerade bei Schmerzen soll das Paar dazu angeregt werden, auch über andere Formen von Sexualität nachzudenken und diese auszuprobieren. Bei Schmerzen „durchzuhalten" ist für eine lustvolle Sexualität nicht förderlich.
- Welche Erwartungen an Sexualität sind hilfreich? Zum Beispiel: Küssen muss nicht Sex bedeuten, es darf auch beim Kuscheln bleiben. Sex muss nicht „zielorientiert" sein, auch eine zärtliche, lustvolle Massage ist eine Form von Sexualität.

  *Bei Infertilität* ist eine häufige spezifische Schwierigkeit, dass Geschlechtsverkehr zur Erhöhung der Schwangerschaftschancen termingerecht an den fruchtbaren Tagen stattfinden muss. Im Umgang damit ist es hilfreich, zwischen Sex um schwanger zu werden (zweckorientierter „Befruchtungssex") und lustvoller Sexualität (vergnügungsorientiert) zu unterscheiden. Ersterer muss weder lustvoll noch besonders

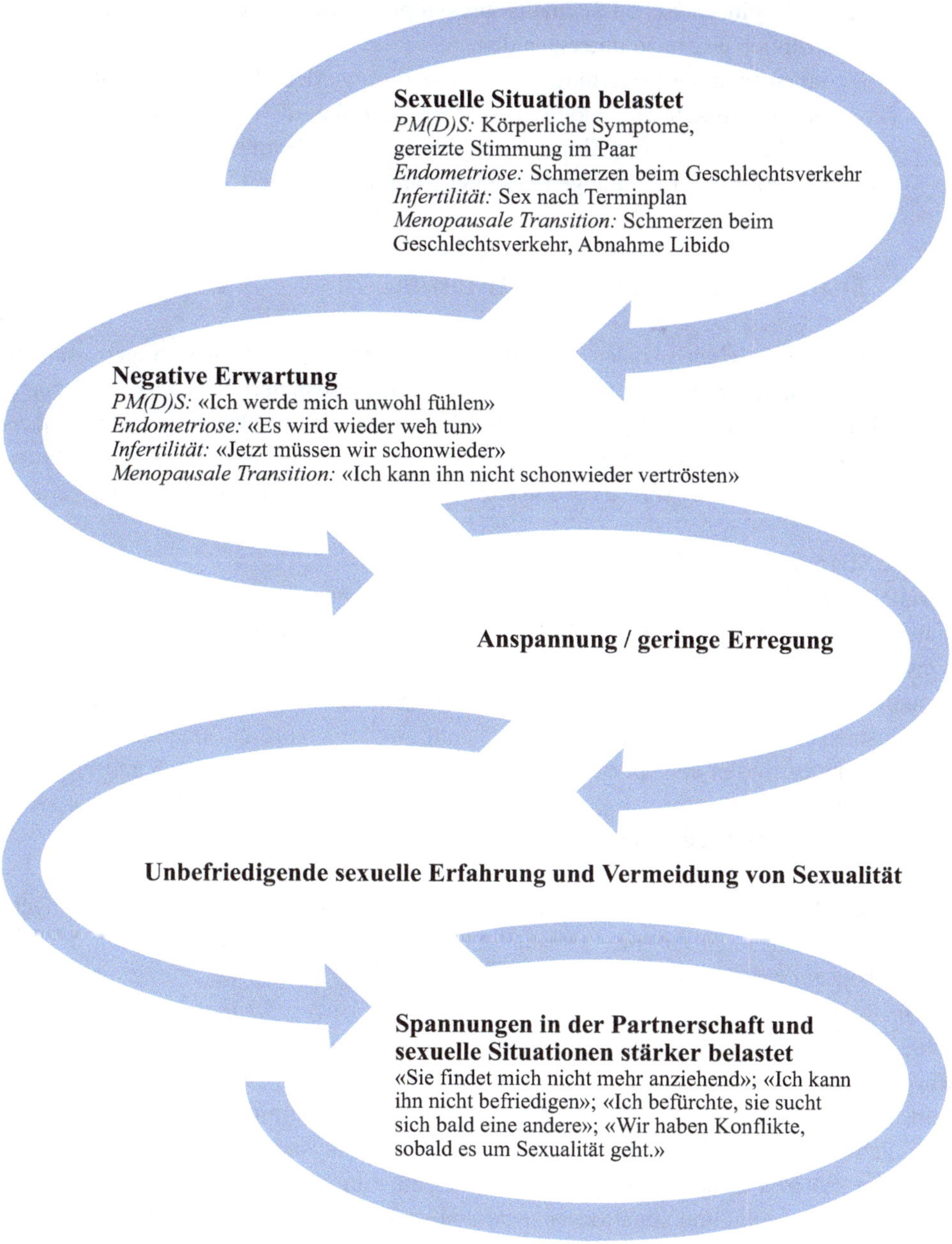


**Abb. 8.3** Dynamik zwischen sexuellen Empfindungen, Erwartungen und Sexualität

sinnlich sein, das einzige Ziel ist dafür zu sorgen, dass eine Befruchtung stattfinden kann. Mit dem Paar können Aspekte gesammelt werden, welche die beiden Formen von Sexualität ausmachen.

*Bei Endometriose* sind manchmal gewisse sexuellen Praktiken (z. B. penetrierender Geschlechtsverkehr) in bestimmten Phasen des Zyklus schmerzhaft. Dann kann es hilfreich sein, zwischen Sexualität an symptomatischen Tagen und Sexualität an symptomfreien Tagen zu unterscheiden.

- Wie können sexuelle Erwartungen kommuniziert werden? Wie kann geäußert werden, dass gerade kein Sex möglich ist? Wie kann darauf reagiert werden? Könnte eine Sex-Verabredung (im Sinne eines gemeinsamen Termins) hilfreich sein? Und wie sollen solche Verabredungen gestaltet werden? ◀

## 8.3 Soziale und Selbst-Stigmatisierung

Wir empfehlen, zwischen sozialer Stigmatisierung (stigmatisierende Reaktionen aus dem privaten Umfeld, dem Arbeitsumfeld, den medizinischen Behandlern oder der Gesellschaft) und Selbst-Stigmatisierung (stigmatisierende Einstellungen sich selber gegenüber, einhergehend mit Scham, Schuld, Selbstabwertung) zu unterscheiden. Soziale Stigmatisierung kann Selbststigmatisierung verstärken und sozialen Rückzug begünstigen (Sims et al., 2021).

**Soziale Stigmatisierung benennen und hinterfragen**
Soziale Stigmatisierungen sollen als solche erkannt und benannt werden, um sie dann zu hinterfragen, relativieren oder entkräften. Zudem kann es hilfreich sein, Reaktionen auf typische herausfordernde Situationen zu erarbeiten (z. B. Standardantworten auf bestimmte Fragen oder Anmerkungen aus dem Umfeld). In Tab. 8.1 sind Beispiele für alle vier Zustands- und Beschwerdebilder dargestellt. Weitere typische Inhalte von sozialer Stigmatisierung sind in den spezifischen Kapiteln beschrieben (Kap. 3, 4, 5 und 7).

**Sozialen Austausch thematisieren & fördern**
Einige Betroffene ziehen sich aus Ihrem Umfeld zurück: Aus Angst vor Unverständnis, infolge von Scham- oder Schuldgefühlen, oder aus Angst vor schmerzhaften Erfahrungen. Sozialer Rückzug kann zu einer Verringerung der sozialen Ressourcen führen und die Gesamtbelastung dadurch weiter erhöhen.

Das soziale Umfeld und wie sich eine Person darin bewegt ist individuell sehr unterschiedlich – Interventionen sollten entsprechend personenbezogen abgestimmt werden. Ein Ziel dabei ist, situationsbezogen einen Mittelweg zu finden zwischen Exposition und selbstfürsorgerischer Zurückhaltung. Zum Beispiel kann es unmittelbar nach einem negativen Schwangerschaftstest sinnvoll sein, nicht an eine Babyshower zu gehen, während es zu einem späteren Zeitpunkt vielleicht leichter fällt. Ein weiteres Ziel ist die Förderung der selbstbestimmten und situationsangepassten sozialen Interaktion. Hierfür können die verschiedenen sozialen Kreise (z. B. privates Umfeld, Arbeitsumfeld) definiert und aufgezeichnet, und für jeden Kreis unterschiedliche Kommunikationsstrategien erarbeitet werden. Folgende Fragen können hilfreich sein:

**Beispielfragen**

- Wer weiß über die Belastung Bescheid?
- Mit wem findet ein Austausch über die Belastungen statt? Wie wird der Austausch erlebt?

**Tab. 8.1** Beispiele sozialer Stigmatisierung und realistische Einschätzung

| Soziale Stigmatisierung | Realistische Einschätzung |
|---|---|
| **PMS/PMDS** | |
| Wer Probleme mit dem Zyklus hat, ist einfach schwach, überaus sensibel und nutzt es als Ausrede um Verpflichtungen nicht nachkommen zu müssen. | Die Art, wie Personen auf zyklusbedingte hormonelle Schwankungen reagieren, ist sehr unterschiedlich. Manche Personen (z.B. mit PMS/PMDS) reagieren sehr stark darauf. Wenn man dadurch prämenstruell weniger leistungsfähig ist, hat das nichts mit Schwäche zu tun. |
| **Endometriose** | |
| Schmerzen sind normal, andere Personen reißen sich zusammen. Wer das nicht kann, ist einfach etwas wehleidig und sucht nach Aufmerksamkeit. | Viele Personen haben zyklusbedingte Schmerzen. Meine sind jedoch deutlich stärker, deshalb bin ich in dieser Zeit des Monats körperlich eingeschränkt. |
| **Infertilität** | |
| Frauen Mitte 30 in fester Partnerschaft sollten Kinder bekommen. Schwanger zu werden ist ja das Einfachste auf der Welt! | Manche Personen werden geplant und problemlos schwanger, manche wollen keine Kinder und manche haben Schwierigkeiten, schwanger zu werden. Es gibt viele verschiedene Bedürfnisse, Lebensentwürfe und Probleme! |
| **Menopausale Transition** | |
| Symptome der menopausalen Transition sind peinlich und Privatsache. Man sollte nicht darüber sprechen und sie möglichst verstecken. | Viele Personen in der menopausalen Transition erleben Symptome und Beschwerden. Der Austausch darüber und ein aktiver Umgang damit kann helfen, die Belastung zu reduzieren. |

- Welche Situationen/Anlässe sind schwierig aufgrund der Belastung?
- Gibt es Situationen/Anlässe, die aufgrund der Belastung vermieden werden?
- Was und wie wird in den verschiedenen sozialen Kreisen (z. B. Arbeit, Freunde, Herkunftsfamilie, usw.) kommuniziert? ◀

**Tab. 8.2** Beispiele negatives und realistisches Selbstbild

| Negatives Selbstbild | Realistisches Selbstbild |
|---|---|
| **PMS/PMDS** | |
| Ich bin eine Zumutung für andere vor meiner Periode, ich erfülle das Klischee der zickig-hysterischen Frau. | Ich habe prämenstruelle Symptome, das sagt aber nichts über meinen Charakter oder über mich als Mensch aus. |
| **Endometriose** | |
| Ich bin jeden Monat reduziert leistungsfähig, habe Schmerzen beim Sex und kann vielleicht nie Kinder bekommen. Wer will mit so jemandem eine Beziehung führen? | Mein Körper hat Endometriose, das bringt Einschränkungen mit sich. Mich als Mensch macht aber noch sehr viel mehr aus, nämlich … |
| **Infertilität** | |
| Ich kann keine Kinder bekommen, bin ich überhaupt eine richtige Frau? Bin ich als kinderlose Person ein respektables Mitglied der Gesellschaft? | Mein Frau- respektive Menschsein definiert sich nicht nur über das Kinderhaben. Mit folgenden Gedanken/Rollenbildern kann ich mich als wertvolle kinderlose Person identifizieren: … |
| **Menopausale Transition** | |
| Ich habe spröde Haut, Haarausfall und meine Vulva juckt nur noch, ich fühle mich total unattraktiv! | Die Symptome sind belastend. Aber Attraktivität ist nicht nur durch jugendliche Äußerlichkeiten definiert. Mich macht Folgendes aus: … |

**Realistisches Selbstbild fördern**
Häufig leiden Betroffene unter einem negativen Selbstbild. Dabei kann auch die Identifikation mit dem eigenen Geschlecht belastet sein (sich z. B. weniger weiblich zu fühlen). Wir empfehlen, eine Auseinandersetzung damit anzuregen und ein realistischeres Selbstbild zu fördern. In Tab. 8.2 sind Beispiele für jeden Belastungsbereich dargestellt.

**Akzeptanz, wohlwollendes Verständnis und Selbstfürsorge stärken**
Auch bei guter medizinischer und psychotherapeutischer Behandlung können Symptome bestehen bleiben. Wir haben gute Erfahrungen damit gemacht, eine akzeptierende Haltung

mit wohlwollendem Verständnis der eigenen Belastung gegenüber zu fördern, sowie die Selbstfürsorge in der Bewältigung der Symptome zu stärken. Dies kann die häufig vorhandenen Scham- und Schuldgefühle abschwächen. Die Intervention eignet sich auch zur Abschwächung von dysfunktionalen selbstbezogenen Emotionen (Abschn. 8.1, *Unmittelbare und selbstbezogene Emotionen klären und bearbeiten*). Im Folgenden sind für alle vier Zustands- und Beschwerdebilder Beispiele dargestellt.

**Beispiele**

*PMS/PMDS*

- *Akzeptanz:* Ich bin prämenstruell dünnhäutiger und weniger belastbar. Das ist nun seit ein paar Jahren recht stark ausgeprägt.
- *Wohlwollendes Verständnis:* Ich weiß, dass PMS eine Herausforderung ist, und dass ich in dieser Phase besonders gut zu mir schauen muss.
- *Selbstfürsorge:* Ich versuche mir mehr Pausen einzuplanen und wichtige Abgaben auf andere Zeitfenster zu legen.

*Endometriose*

- *Akzeptanz:* An gewissen Tagen habe ich starke Schmerzen, die ich nicht immer kontrollieren oder vorhersehen kann.
- *Wohlwollendes Verständnis:* Das ist belastend. Ich bringe mir selber Verständnis entgegen, dass ich an diesen Tagen nicht gleich leistungsfähig bin.
- *Selbstfürsorge:* Ich versuche mich an diesen Tagen zu entlasten, mehr Hilfe anzunehmen und Ruhezeiten einzuplanen.

*Infertilität*

- *Akzeptanz:* Im Moment haben wir Schwierigkeiten, schwanger zu werden.
- *Wohlwollendes Verständnis:* Das ist belastend und braucht Kraft, damit umzugehen.
- *Selbstfürsorge:* Ich tue mir bewusst Gutes in Lebensbereichen, die nicht vom Kinderwunsch betroffen sind.

*Menopausale Transition*

- *Akzeptanz:* Mein Körper verändert sich, ich habe belastende Symptome, die ich nicht verändern kann.
- *Wohlwollendes Verständnis:* Ich bringe mir selber Verständnis entgegen, dass mich das manchmal nervt und belastet.
- *Selbstfürsorge:* Ich tue mir bewusst regelmäßig Gutes und lebe eine lustvolle Gesundheit. ◀

## 8.4 Allgemeines Funktionsniveau

**Umgang mit reduziertem Funktionsniveau verbessern**

Bei allen vier Zustands- und Beschwerdebildern kann es zu wiederkehrenden Leistungseinschränkungen und Ausfällen im Alltag kommen (z. B. bei der Arbeit oder bei privaten Verpflichtungen), was mit Planungsunsicherheit einhergeht. Wir empfehlen, die Bewältigung dieser Einschränkungen in der Therapie zu fördern, um potenziellen Konflikten und Belastungen vorzubeugen. Für die Exploration, Klärung und Bewältigung können folgende Fragen hilfreich sein:

**Beispielfragen**

- Wie werden Leistungseinschränkungen/Absenzen gegenüber dem sozialen Umfeld (z. B. Arbeitsplatz/Freunde) thematisiert? Was wird kommuniziert? Wird die Art der Kommunikation als zufriedenstellend und hilfreich erlebt?
- Wie reagiert das soziale Umfeld auf Leistungseinschränkungen/Absenzen? Falls es Konflikte oder negative Rückmeldungen gibt, was könnte hilfreich sein? (z. B. ein klärendes Gespräch, klarere Absprachen)
- Braucht es strukturelle Anpassungen? Kann z. B. der Arbeitsinhalt, die Arbeitsplanung oder der Arbeitsort an die Leistungseinschränkungen/Absenzen angepasst werden? Braucht es zusätzliche Unterstützung? (z. B. Haushaltshilfe, Unterstützung bei der Betreuung von Kindern/betagten Eltern, Übernahme von Pendenzen durch Beziehungsperson) ◄

## 8.5 Medizinische Behandlung

**Medizinische Behandlung begleiten**

Da im Rahmen einer medizinischen Behandlung oft zu wenig Zeit für emotionale Anliegen bleibt, erleben es Betroffene als hilfreich, wenn diese Aspekte in der Psychotherapie aufgegriffen werden. Wir empfehlen deshalb, explizit nach der medizinischen Behandlung zu fragen (falls ein Thema) und sich entsprechend damit auseinanderzusetzen. Dabei geht es nicht um die inhaltliche Beurteilung medizinischer Aspekte (dafür sind wir als Psychotherapeut:innen nicht ausgebildet), sondern um die Klärung und Unterstützung von Entscheidungsfindungen oder anderen Herausforderungen im Rahmen der medizinischen Behandlung. Dabei können folgende Fragen hilfreich sein:

**Beispielfragen**

- *Medizinische Behandlung und Begleiterscheinungen*: Wie wird die Behandlung erlebt? Welche Bereiche werden als belastend erlebt? Gibt es unangenehme Nebenwirkungen? Inwiefern beeinträchtigt die Behandlung den Alltag (z. B. durch Arzttermine, pünktliche Einnahme von Medikamenten, Einschränkungen bezüglich

Alkoholkonsum)? Was hat sich bisher als hilfreich erwiesen in der Bewältigung der Belastungen durch die Behandlung?

- *Beziehung zu den medizinischen Fachpersonen*: Wie wird die Beziehung zur medizinischen Fachperson wahrgenommen? Wie wird die Kompetenz der Fachperson eingeschätzt? Wie ist das Vertrauensverhältnis? Falls die Beziehung zu einer Fachperson sehr schlecht und/oder das Vertrauen in die Fachkompetenz gering ist, kann auch die Frage eines Wechsels zur Diskussion gestellt werden.
- *Entscheidung über verschiedene Behandlungsoptionen:* Häufig taucht die Frage auf, ob eine bestimmte Behandlungsoption ausprobiert werden soll, respektive, wenn mehrere zur Auswahl stehen, welche davon gewählt werden soll. Manchmal werden wir gebeten, eine Entscheidung zu treffen, oder wir werden gefragt, wie wir in dieser Situation vorgehen würden. In der Psychotherapie sollten wir keine Entscheidungen für Betroffene fällen, aber wir können zusammen mit Betroffenen eruieren, welche individuellen Nutzen und Kosten/Risiken bei den verschiedenen Optionen subjektiv wahrgenommen werden. Dies kann eine wichtige Ergänzung zu den medizinischen Faktoren sein und einen Entscheidungsprozess unterstützen. ◀

## Literatur


Bodenmann, G. (2012). *Verhaltenstherapie mit Paaren: Ein bewältigungsorientierter Ansatz*. Hogrefe AG.

Christiansen, H., Röhrle, B., Fahrer, J., Stracke, M., & Dobener, L. M. (2020). *Kinder von Eltern mit psychischen Erkrankungen: State of the Art für Psychotherapeutinnen, Pädiaterinnen*. Springer.

Janda, C., Kues, J. N., Kleinstaeuber, M., & Weise, C. (2015). A therapeutic approach to premenstrual syndrome (PMS): Modularized treatment program. *Verhaltenstherapie, 25*(4), 294–303.

Lazarus, R. S., & Folkman, S. (1984). *Stress, appraisal, and coping*. Springer.

Ruhl, U., Hach, I., & Wittchen, H. U. (2020). Entspannungsverfahren. In J. Hoyer & S. Knappe (Hrsg.), *Klinische Psychologie & Psychotherapie*. Springer.

Schug, S. (2022). *Therapietools Achtsamkeit*. Beltz.

Sims, O. T., Gupta, J., Missmer, S. A., & Aninye, I. O. (2021). Stigma and endometriosis: A brief overview and recommendations to improve psychosocial well-being and diagnostic delay. *International Journal of Environmental Research and Public Health, 18*(15), 8210.

Weitkamp, K., Feger, F., Landolt, S. A., Roth, M., & Bodenmann, G. (2021). Dyadic coping in couples facing chronic physical illness: A systematic review. *Frontiers in Psychology, 12*, 722740.

Wengenroth, M. (2017). *Therapie-Tools Akzeptanz- und Commitmenttherapie (ACT)*. Beltz.

Yamanaka-Altenstein, M. (2023). Bedarfsorientierte kognitiv-behaviorale Intervention für Paare mit Infertilität (FERTIFIT): Eine Pilotstudie zur Entwicklung, Durchführbarkeit und Akzeptanz. *PPmP-Psychotherapie·Psychosomatik Medizinische Psychologie, 73*(05), 197–205.

FSC
www.fsc.org
MIX
Papier | Fördert
gute Waldnutzung
FSC® C083411

Kolibri 360 GmbH
Ferdinand-Jühlke-Straße 7
99095 Erfurt, Deutschland
produktsicherheit@kolibri360.de